50 Jahre Österreichische Chirurgenkongresse

Ihr Partner seit mehr als 50 Jahren.

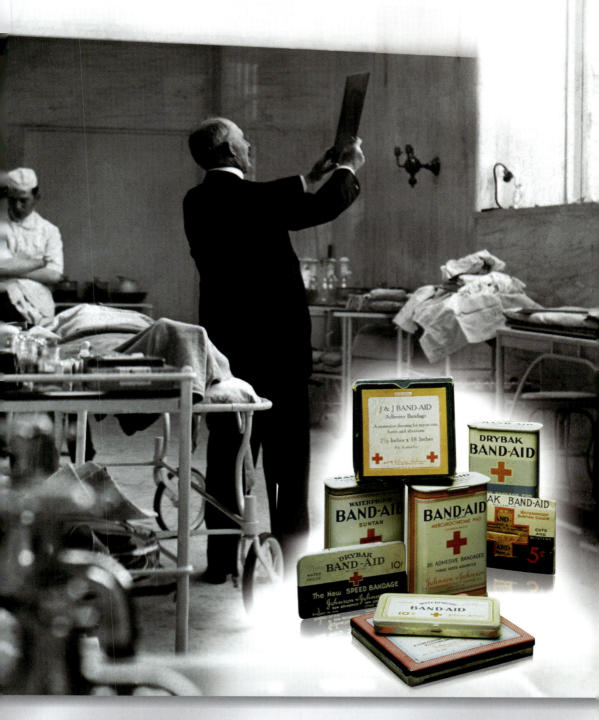

Ihr Partner für die Zukunft.

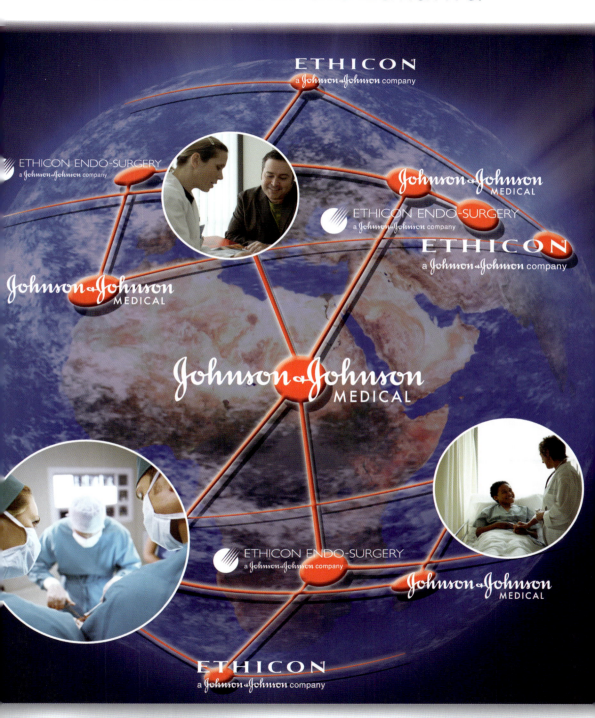

50 Jahre Österreichische Chirurgenkongresse
Gewidmet den österreichischen ChirurgInnen und allen chirurgisch Interessierten

Mit freundlicher Unterstützung der
Österreichischen Gesellschaft für Chirurgie (ÖGC)

sowie der Firmen
Johnson & Johnson
Covidien
Schülke & Mayr
Baxter

Herausgeber: Univ.-Prof. Dr. Albert Tuchmann, Präsident der ÖGC

Redaktion: Susanne Hinger, Verlag MedMedia

© 2009 by MedMedia Verlag und Mediaservice GmbH, 1070 Wien
Alle Rechte vorbehalten.
Produktion: Mag. Nicole Scheiber, MedMedia. **Kreation & Layout:** Martin Grill, MedMedia.
Lektorat: onlinelektorat@aon.at. **Druck:** „agensketterl" Druckerei GmbH, Mauerbach
Coverfotos: Sammlungen der Medizinischen Universität Wien, Bildersammlung;
Chirurgische Abteilung, KH Floridsdorf, Wien. **ISBN:** 978-3-9501446-2-8

INHALT

Vorwort

Albert Tuchmann — **Seite 12**

Rückblick – Ausblick

Der 1. Österreichische Chirurgenkongress 1959 – Erinnerungen — **Seite 14**
Wolfgang Köle

1998, als der Chirurgenkongress noch Jahrestagung hieß — **Seite 18**
Franz Stöger

Bilanz und Ausblick zur Jahrtausendwende, Chirurgenkongress 1999 in Linz — **Seite 22**
Wolfgang Wayand

**Die Österreichischen Chirurgenkongresse
aus der Sicht des deutschen Nachbarlandes** — **Seite 25**
Jörg Rüdiger Siewert

Alte Werte in neuem Umfeld – zur Lage der Chirurgie — **Seite 27**
Rudolf Roka

Die Chirurgie in Österreich – Gegenwart und Zukunft — **Seite 34**
Albert Tuchmann

Wissenschaft – Ausbildung – Fortbildung

**Vom Handwerk zur Wissenschaft –
50 Jahre Chirurgie aus akademischer Sicht** — **Seite 39**
Michael Gnant

**Die chirurgische Ausbildung als Reflexion von Entwicklungsprozessen
chirurgischer Schulen und Tradition** — **Seite 41**
Hans-Jörg Mischinger

**Fortbildungsreferat bzw. Fortbildungsakademie
der Österreichischen Gesellschaft für Chirurgie (ÖGC)** — **Seite 46**
Hans-Werner Waclawiczek

50 Jahre chirurgische Entwicklung

50 Jahre Pankreaschirurgie in Österreich aus Sicht des deutschen Nachbarn — **Seite 50**
Markus W. Büchler und Moritz N. Wente

Entwicklung der Adipositaschirurgie — **Seite 56**
Stephan Kriwanek

Schneiden und Blutstillen — **Seite 60**
Wolfgang Feil

**Klammernähte und Klammeranastomosen –
historische und persönliche Reflexionen**   Seite 66
Albert Tuchmann

50 Jahre Hernienchirurgie – entscheidende Verbesserungen!?   Seite 71
Christian Hollinsky

50 Jahre assoziierte Fächer – eine Auswahl

**Die Entwicklung der Herzchirurgie in Österreich,
abgebildet in den Kongressbänden der ÖGC**   Seite 76
Ernst Wolner

Die Bedeutung der Gefäßchirurgie für die chirurgischen Fächer in Österreich   Seite 78
Franz Piza

Die Entwicklung der plastischen und rekonstruktiven Chirurgie   Seite 81
Hanno Millesi

Verbrennungsbehandlung im Wandel der Zeit   Seite 85
Lars-Peter Kamolz und Manfred Frey

Der Input der Unfallchirurgie auf die Österreichischen Chirurgenkongresse   Seite 90
Johannes Poigenfürst

Die Orthopädie im Rahmen der Österreichischen Chirurgenkongresse   Seite 94
Rainer Kotz

In interdisziplinärer Kooperation mit den Chirurgen ...

Vom Leuchtschirm zum PET-CT   Seite 96
Gerhard Lechner

**Vom Organmetzger zum interdisziplinären Tumorboard –
eine lange Entwicklung**   Seite 100
Christian Dittrich

**Das peptische Magenduodenalgeschwür:
von der Magenverstümmelung zur medikamentösen Therapie**   Seite 104
Günter J. Krejs

Chirurgie und Hygiene – die vergangenen 50 Jahre   Seite 108
Helmut Mittermayer

Perioperative Schmerzbehandlung   Seite 112
Wilfried Ilias

Chirurgie und Journalismus

Die Chirurgie und die Kronen Zeitung   Seite 115
Wolfgang Exel

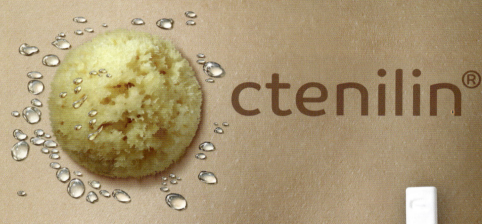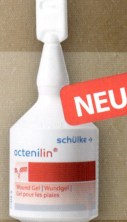

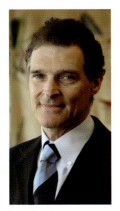

Prim. Univ.-Prof. Dr. Albert Tuchmann
Vorstand der Chirurgischen Abteilung,
KH Floridsdorf, Wien

VORWORT

Wenn ein 50. Geburtstag gefeiert wird, ist das ein bemerkenswertes Ereignis, wesentlich mehr für eine ganze Institution als für ein Einzelindividuum. Und letzten Endes sind die Österreichischen Chirurgenkongresse ebenso wie die Österreichische Gesellschaft für Chirurgie eine feste Institution in unserem Chirurgenleben. Das vorliegende Buch möge für uns sowohl Selbstreflexion sein als auch zur Erinnerung dienen.

Ein halbes Jahrhundert Österreichische Chirurgenkongresse – fürwahr ein langer Zeitabschnitt:

1. Für die KollegInnen, die der Generation des Präsidenten angehören. Sie waren damals, vor 50 Jahren, Kleinkinder oder Schüler und können naturgemäß mit den ersten Österreichischen Chirurgenkongressen nichts anfangen – heute sind sie jedoch die, die diese Österreichische Chirurgengesellschaft und deren Kongresse gestalten und die Chirurgie in Österreich maßgeblich beeinflussen.
2. Die verehrten Kollegen (damals waren es ausschließlich Männer), die damals hohe Funktionen inne hatten, sind naturgemäß 50 Jahre später nicht mehr unter uns oder nicht mehr aktiv. Ein glänzender Vertreter ist unser verehrter Prof. Köle, der seine Erinnerungen an den ersten Österreichischen Chirurgenkongress in einem Artikel dieses Buches verewigt hat.
3. Die Mehrzahl der ChirurgInnen war damals noch gar nicht auf der Welt, kommen aber jetzt zur Spitze im Operationssaal, in der Wissenschaft, und auch zunehmend in leitende Stellen.

Andererseits sind 50 Jahre nicht lang ...

So begeht die Deutsche Gesellschaft für Chirurgie ihre 126. Jahrestagung, die Schweizer Gesellschaft ihre 96. und die Amerikanische (American College of Surgeons) ihre 95.

Ein Buch über 50 Jahre

Die Auswahl der vorliegenden Artikel folgte keinen wissenschaftlichen Kriterien, keinem review System, keiner hochnotpeinlichen Begutachtung. Wer zur Verfügung stand, der gerade da war, der schrieb. Einige meiner Wunsch-Schreiber konnten der Bitte nach Verfassung eines Beitrages aus verschiedenen Gründen nicht folgen. Einige andere haben von dem entstehenden Buch „50 Jahre Österreichische Chirurgenkongresse" gehört und mir spontan einen Artikel angeboten. Auch diese Mitverfasser waren herzlich willkommen. Alle KollegInnen und FreundInnen, die in diesem Buch zu kurz gekommen sind, mögen mir verzeihen. Die Zukunft soll uns ermöglichen, weitere Bücher zu schreiben ...
Wenn man schließlich 50 Österreichische Chirurgenkongresse beschreiben will, muss auch der derzeitige Präsident passen: 1974 in Linz war sein erster Kongress. Er hielt damals vor 16 – oder waren es 18 (?) – Zuhörern einen experimentellen Vortrag über Fettembolie, wie es bereits viele seiner Vorgänger (Piza, Blümel, Benzer, Gottlob) von der 1. Chirurgischen Universitätsklinik in Wien getan haben. Nicht nur der Inhalt, auch der Vortrag war ein Experiment. Von dem darauffolgenden Chirurgenkongress 1975 in Wien existieren vage Erinnerungen an einen dynamischen Vortrag über „blutende Magencarcinome" mit A. Priesching als Seniorautor. In den Jahren der Gründerväter war Klein-Tuchmann tatsächlich noch zu klein (und zu dick), um an den wissenschaftlichen Errungenschaften teilzunehmen (siehe Foto).

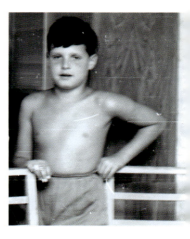

AlleskönnerIn@SpezialistIn.at

Zuletzt lassen Sie mich noch auf das Leitthema des 50. Jubiläumskongresses eingehen: „AlleskönnerIn@SpezialistIn.at" bedeutet, dass wir uns einerseits formal voll mit dem neuen High-Tech-Zeitalter identifizieren, dass wir aber andererseits zukunftsweisend aufzeigen können, welche Bedeutung der Generalist in der Chirurgie hat, sehr wohl im Bewusstsein, dass Spitzenleistungen in der Chirurgie nur vom Spezialisten und Superspezialisten erbracht werden können. Der Alleskönner in der Chirurgie möge nicht nur ein „Dinosaurier im Ausklang" sein, sondern ein Pionier, der die Grundlagen für die Spezialisierung geschaffen hat.
Als Präsident wünsche ich der Österreichischen Gesellschaft für Chirurgie im Jubiläumsjahr 2008/2009 alles erdenklich Gute für die Zukunft, dem Leser der folgenden Artikel wünsche ich viel Vergnügen!
Ganz besonderen Dank spreche ich dem Vorstand der Österreichischen Gesellschaft für Chirurgie sowie der Pharmaindustrie und Medizintechnik für die Unterstützung des vorliegenden Buches aus sowie allen MitarbeiterInnen dieses Jubiläumsbandes!

Ihr

Albert Tuchmann
Präsident der Österreichischen Gesellschaft für Chirurgie 2008/2009

Wien, im Juni 2009

Der 1. Österreichische Chirurgenkongress 1959 –
Erinnerungen

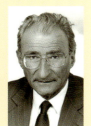

Univ.-Prof. Dr.
Wolfgang Köle
em. Vorstand der
II. Chirurgischen
Abteilung des LKH Graz

Da ich damals als 1. Oberarzt der Chirurgischen Universitätsklinik für diese 1. Tagung namhaft in die Vorbereitungsarbeiten des Kongresssekretärs Doz. Fritz Heppner eingebunden war, ist es mir eine besondere Freude und Ehre, der Einladung unseres Präsidenten, Herrn Prof. Albert Tuchmann, nachzukommen und mit einem Bericht über diese 1. Tagung zum Gelingen des Buches „50 Jahre Österreichische Chirurgenkongresse" beitragen zu können.

Mit der Berufung von Karl Ritter von Rzehaczek 1863 zum ersten Ordinarius für Chirurgie an der durch die kaiserliche Entschließung Franz Josef I. neu errichteten medizinischen Fakultät begann eine Reihe von Ordinarii an der Chirurgischen Universitätsklinik, die den hervorragenden Ruf der Grazer Chirurgie weitertrugen und vermehrten: Anton Wölfler, Karl Nicoladoni, dessen 1. Assistent Erwin Payr, Ordinarius in Greifswald, Königsberg und Leipzig wurde, Viktor Ritter v. Hacker, Hans v. Haberer-Kremshohenstein, Wolfgang Denk, Peter v. Walzel-Wiesentreu, Hans v. Seemen, Adolf Winkelbauer, Franz Spath, Julius Kraft-Kinz und Karlheinz Tscheliessnig.

Es war daher nahe liegend, dass Hans v. Haberer als energischer Vorstand der Chirurgischen Universitätsklinik Graz gemeinsam mit Arnold Wittek (Graz) und Egon Ranzi (Innsbruck) neben der seit 1919 bestehenden „Freien Vereinigung der Chirurgen in Wien" – ab 1935 „Gesellschaft der Chirurgen in Wien" genannt – die „Freie Vereinigung alpenländischer Chirurgen" gründete, die 1925 unter dem Ehrenschutz von Hofrat Viktor v. Hacker ihre erste Sitzung in Graz veranstaltete.

Bis zum Jahre 1937 fanden jährliche Tagungen in verschiedenen Bundesländern statt. Schließlich wurde als fester Sitz der Vereinigung Salzburg gewählt und der Titel als „Alpenländische Ärztevereinigung" festgesetzt. Während des Krieges unterblieben Tagungen und nach dem Kriege wurde daraus die „Van-Swieten-Gesellschaft".

Um die Chirurgen Österreichs wie in Deutschland und der Schweiz in einer eigenen Vereinigung wieder zusammenzufassen, fand in Wien am 12. Juni 1958 die Gründungsversammlung der Österreichischen Gesellschaft für Chirurgie und Unfallheilkunde unter Mitwirkung zahlreicher führender Chirurgen aus ganz Österreich statt. Besonders Prof. Paul Fuchsig setzte sich damals in einer vorbereitenden Sitzung, an der ich als Vertreter von Prof. Spath teilnahm, dafür ein, die Unfallchirurgie in den Gesellschaftsnamen einzubeziehen und damit die Zusammengehörigkeit zu betonen.

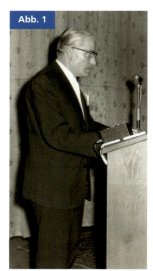

Abb. 1

Prof. Spath bei der Begrüßungsansprache

Österreichischen Gesellschaft für Chirurgie und Unfallheilkunde: Erster Kongress in Graz

In Wien wurde Franz Spath zum 1. Vorsitzenden der Gesellschaft und Graz als Tagungsort gewählt. So fand die erste Tagung vom 19. bis 21. Juni 1959 in Graz statt. Sie wurde mit einem Quartett von Josef Haydn im Kammermusiksaal eingeleitet.

In seiner Eröffnungsansprache konnte Prof. Spath (**Abb. 1**) zahlreiche Gäste begrüßen: an der Spitze Landeshaupt-

mann Josef Krainer mit den Mitgliedern der Landesregierung (**Abb. 2**), die Rektoren der Technischen Hochschule Graz Prof. Hohenberg, der Universität Wien Prof. Schneider, der Universität Innsbruck Prof. Kienzl, die Dekane der Medizinischen Fakultät Wien Prof. Zacherl, der Medizinischen Fakultät Innsbruck Prof. Heinz und der Medizinischen Fakultät Graz Prof. Leb in Vertretung des Rektors der Universität Graz (**Abb. 3**).
Entschuldigt hatten sich die Bundesminister für Unterricht Dr. Heinrich Drimmel und für soziale Verwaltung Anton Proksch. Begrüßt wurden der Diözesanbischof von Graz-Seckau Dr. Schoiswohl, der Superintendent der evangelischen Kirche Achberger, der Bürgermeister der Landeshauptstadt Graz Prof. Dr. Speck und in Vertretung des Befehlshabers des Gruppenkommandos II des Österreichischen Bundesheeres General Vogl Oberstarzt Dr. Fill.

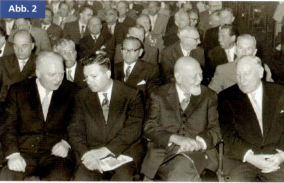

1. Reihe re. Landeshauptmann Josef Krainer,
li. Prof. Böhler, hinter Krainer Prof. Denk, Wien,
2. Reihe li. Prof. Zenker, München, und Prof. Brunner, Zürich

Mit großer Freude konnte Prof. Spath die Anmeldungen so vieler ausländischer Kollegen entgegennehmen; er äußerte seinen Stolz und zugleich seine Dankbarkeit, dass diese Tagung dadurch zu einem Treffen der internationalen Chirurgie geworden ist. Zuerst darf Prof. Brunschwig, der mit seiner Gattin aus New York gekommen ist, genannt werden (**Abb. 4**). Nicht allein für seine persönliche Teilnahme und Übernahme eines Referates ist ihm zu danken, sondern auch für alle persönliche Förderung, die unserer Klinik zugute kam. Herzlich begrüßt wurden die in so großer Zahl erschienenen Kollegen aus der Deutschen

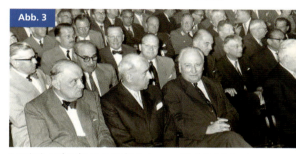

1. Reihe li. Prof. Hofer, Graz, Prof. Leb, Graz, und Prof. Mallet-Guy, Lyon,
2. Reihe von li. Prof. K.H. Bauer, Heidelberg, Prof. Borchers, Aachen, Prof. Bürkle de la Camp, Bochum, Prof. Zenker, München, Prof. Brunner, Zürich, 3. Reihe von li. Prof. Junghanns, Frankfurt, Prof. v. Seemen, München

Bundesrepublik, darunter der Präsident der Deutschen Gesellschaft für Chirurgie Prof. Block, Berlin, und die Präsidenten der vorangegangenen Jahre Prof. K.H. Bauer, Heidelberg, Prof. Borchers, Aachen, und Prof. Bürkle de la Camp, Bochum (**Abb. 3**), ebenso Prof. Mörl, Halle/Saale mit Chirurgen aus der DDR sowie Dr. Regele mit Kollegen aus Südtirol.
Ebenso stark vertreten war die Schweiz mit Prof. Brunner, Zürich, Prof. Patry, Genf, als Vorsitzender der Schweizer Gesellschaft für Chirurgie, Prof. Fehr, Winterthur, Prof. Lehner, Luzern, und Prof. Willenegger, Liestal. Aus Indien kam Prof. Misra, Lucknow, aus Frankreich Prof. Mallet-Guy, Lyon, aus Italien Prof. Valdoni, Rom, und Prof. Pettinari, Padua, aus den Niederlanden Prof. Nuboer, Utrecht, und aus Jugoslawien Prof. Juzbasič (Zagreb) mit Gattin.
Abschließend begrüßte Prof. Spath die Mitglieder des Vorstandes unserer Gesellschaft und besonders Prof. Denk, als dessen Schüler er sich durch seine Grazer Tätigkeit zählen kann und dem er als klinischem Lehrer neben Hans v. Haberer und Peter v. Walzel auch dafür zu danken habe, dass er diese 1. Tagung der Österreichischen Chirurgen eröffnen dürfe.

Zwei Hauptthemen: Leberresektion und Kraftfahrzeugunfall

In der Programmgestaltung bestand nicht die Absicht, einen möglichst großen Umfang der Gesamtchirurgie zur Diskussion zu bringen, sondern vielmehr neben der Möglichkeit freier Themenwahl zwei aktuelle Probleme herauszuheben:
- Das im Ausbau begriffene Gebiet der Leberresektionen, die Chirurgie des Ikterus und das für die Praxis so wichtige Gebiet der Gallenwegschirurgie.

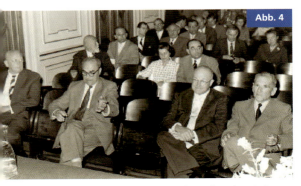

Abb. 4

1. Reihe li. Prof. Block, Berlin, Prof. Borchers, Aachen, Prof. Brunschwig, New York, Prof. Denk, Wien,
3. Reihe li. Prof. Böhler, Wien, Prof. Juzbasič mit Gattin

- Das 2. Thema, der Kraftfahrzeugunfall, darf wohl – die Zahlen sprechen eine harte Sprache – als besonders aktuell bezeichnet werden, nicht allein in ärztlicher und chirurgischer Hinsicht, sondern darüber hinaus als Problem der Gemeinschaft.

So ist die Zahl der Verkehrsunfälle in Österreich vom Jahre 1949 bis 1958 von 24.283 auf 67.875 Unfälle gestiegen, wobei die Verletzungen nicht mehr allein die Extremitäten, sondern buchstäblich den ganzen Menschen erfassen. Eine möglichst große Zahl solcher Verletzter – darunter besonders relativ junge Menschen – dem Leben und der Arbeit wiederzugeben ist nicht allein ein unfallchirurgisches, sondern nach dem Gesagten auch ein allgemeinchirurgisches Anliegen.

Daraus ergeben sich für die Öffentlichkeit verschiedene Konsequenzen: nämlich in der Ausbildung der Chirurgen, in der Ausrüstung der chirurgischen Abteilungen und durch die Schaffung von regionalen Krankenhausschwerpunkten mit den nötigen Fachabteilungen, um diesen Notstand zu berücksichtigen. Eine weitere Folge ist, dass derjenige, der heute Unfallchirurgie erfolgreich betreiben will, ein möglichst breit ausgebildeter Gesamtchirurg sein muss. Eine Trennung in verschiedene Lager wäre nur ein Nachteil für den Verletzten. Das Erkennen dieser zwingenden Tatsachen war es auch letzten Endes, das zur Sammlung aller Kräfte in einer Gesellschaft für Chirurgie und Unfallheilkunde geführt hat.

Prof. Spath schloss seine Begrüßungsansprache mit der Hoffnung und dem Wunsche, dass nach einem Beginn unter so günstigen Auspizien eine lange Reihe erfolgreicher Tagungen dieser ersten sich anschließen möge. Wie wir heute feststellen können, ist dieser Wunsch in Erfüllung gegangen. Aus den Kongressunterlagen geht hervor, dass 45 Vorträge gehalten wurden, Parallelsitzungen gab es keine.

Zum ersten Hauptthema sprach zunächst Prof. Ratzenhofer (Graz) „Zur Pathologie der Lebertumoren" und anschließend Prof. Brunschwig (New York) (**Abb. 4**) über „The Surgery of Hepatic Tumors with Special Deference to Hepatic Lobectomies" auf Grund seiner Erfahrungen bei 125 eigenen Leberresektionen, darunter 43 Rechts- oder Linkslobektomien bei Tumoren. Weitere Vorträge hielten u.a. Prof. Kyrle (Wien) (**Abb. 5**): „Zur Chirurgie des hepatischen Ikterus"; Prof. Mallet-Guy (Lyon): „Chirurgische Möglichkeiten in der Behandlung des posthepatitischen Syndroms"; Prof. Kunz (Wien): „Rezidiv- und Wiederherstellungseingriffe an den Gallenwegen"; Prof. Schega (Mainz): „Die intraoperative Revision der Gallenwege mit dem Cholangioskop"; Doz. Lill (Wien): „Zur Technik der intraoperativen Cholangiographie"; Prof. Nuboer (Utrecht): „Die Narbenstenose des Ductus hepatocholedochus"; Doz. Fritsch (Wien): „Papillenplastik oder Umgehungsoperation" und Prim. Seidl (Graz) (**Abb. 6**): „Drainage bei Sphinkterotomie".

Das 2. Hauptthema leitete Prof. K.H. Bauer (Heidelberg) (**Abb. 3**) mit „Der Kraftfahrzeugunfall und seine Sonderstellung in der Chirurgie" ein. Weitere Vorträge stammen u.a. von Prof. Tönnis und Dr. Frowein (Köln): „Erste Hilfe und Behandlung bei schweren Kopfverletzungen"; Prof. Bürkle de la Camp (Bochum) (**Abb. 3**): „Wirbelsäulenverletzungen beim Kraftfahrer"; Prof. Ehalt (Graz): „Erste Hilfe"; Doz. Benke (Wien): „Künstliche Beatmung im Rahmen der Wiederbelebung"; Prof. Salem (Wien): „Schwere Kombinationsverletzungen durch Verkehrsunfälle"; Doz. Buchner und Dr. Diemath (Graz): „Das Problem der Verkehrsunfallverletzung im Rahmen einer chirurgischen Universitätsklinik"; Doz. Böhler (Linz): „Behandlung und Prognose multipler Verletzungen"; Dr. Kraft-Kinz (Graz):

„Aufgabe und Bedeutung einer Arterienbank bei Unfällen"; Dr. Bergmann (Graz): „Über Nierenverletzungen bei Verkehrsunfällen" und Prim. Russe (Wien): „Zentrale Hüftgelenksverrenkungen".
Bei den freien Vorträgen wurden u.a. folgende Themen erörtert: Prof. Brunner (Zürich) (**Abb. 2, 3**): „Die Operation bei Lungenmetastasen"; Prof. Schönbauer (Wien): „Probleme des Krankenhausbaues in Österreich"; Prof. Mörl (Halle/Saale): „Die Lungenresektion bei Tuberkulose der Diabetiker"; Prof. Salzer (Wien): „Zur Operation der diffusen Pleuratumoren"; Prof. Valdoni (Rom): „Shunt-Operationen beim portalen Hochdruck"; Prof. Misra (Lucknow): „Die Bedeutung der Splenektomie und der Ligatur der Milzarterie in der Behandlung des Aszites zirrhotischer Genese"; Doz. Köle (Graz): „Zur chirurgischen Behandlung des Kardiospasmus"; Prof. Domanig (Salzburg): „Der Keimgehalt der Luft im Operationsraum"; Dr. Pierer (Graz): „Probleme der plastischen Deckung bei Operationen des Mammakarzinoms und Lokalrezidiven" und Doz. Winkler (Wien): „Wiederherstellungsoperationen nach Verletzungen im Gesichts- und Schädelbereich". Zahlreiche Diskussionsbemerkungen gestalteten die Sitzungen interessant und anregend.

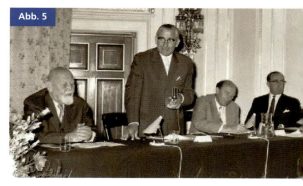

Am Vorstandstisch: Prof. Böhler, Wien, Prof. Spath, Graz, Prof. Kyrle, Wien, Doz. Heppner, Graz

Beim gesellschaftlichen Programm ist besonders auf den glanzvollen Festabend am 19. Juni im Spiegelsaal des Hotels „Steirerhof", das leider nicht mehr existiert, hinzuweisen. Ich hatte die Freude, am Tisch u.a. mit Prof. Brandt (Mainz), Prof. Brücke (Wagna) und Prof. Junghanns (Frankfurt) zu sitzen; es war ein unterhaltsamer und erinnerungsreicher Abend mit Ansprachen von Prof. Spath und Prof. Brunner für die ausländischen Chirurgen.
Am letzten Tag gab Landeshauptmann Josef Krainer einen glänzenden Empfang im Schloss Eggenberg, der bei Kerzenbeleuchtung mit dem Divertimento in B-Dur von W.A. Mozart eingeleitet wurde. Der Landeshauptmann begrüßte mit launigen Worten alle Gäste, bedankte sich bei den Organisatoren dieser 1. Tagung und berichtete kurz über die Geschichte des Schlosses. Nach Dankesworten von Prof. Spath fand dieser 1. Kongress mit einem reichhaltigen und delikaten Büffet seinen Ausklang.

Chirurgie – eine Einheit

Rückblickend darf festgestellt werden, dass die Chirurgie zur Zeit der 1. Tagung vor 50 Jahren noch weitgehend eine Einheit war, in der der Allgemeinchirurg die führende Stellung innehatte; die Spezialisierung hatte bereits begonnen und ist heute Allgemeingut; ihr ist der ungeheure Fortschritt in den Spezialdisziplinen zu verdanken.
Im Gesamten gesehen war dieser 1. Kongress der Österreichischen Gesellschaft für Chirurgie und Unfallheilkunde ein äußerst erfolgreicher sowohl hinsichtlich des internationalen Besuches als auch der Themenauswahl. Er fand großen Widerhall nicht nur in den Fachkreisen des In- und Auslandes, sondern auch in der Öffentlichkeit. So wurde in Graz der Grundstein für die folgenden Kongresse in Wien und in anderen Städten Österreichs gelegt.

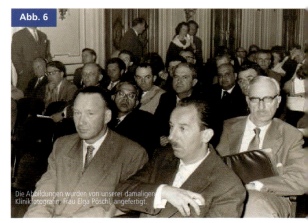

Die Abbildungen wurden von unserer damaligen Klinikfotografin, Frau Elga Pöschl, angefertigt.

1. Reihe re. Prim. Seidl, Graz, dahinter Prim. Kamniker, Hartberg, li. Prof. Misra, Indien, 3. Reihe von re. Doz. Köle, Graz, Prof. Salzer, Wien, Prof. v. Brücke, Wagna, Prof. Fuchsig, Wien

1998, als der Chirurgenkongress noch Jahrestagung hieß
Zum 40. Jahrestag der Gründung der Österreichischen Gesellschaft für Chirurgie.

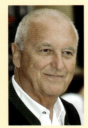

Dr. Franz Stöger
ehem. Leiter der Chirurgischen Abteilung, KH Tulln,
ehem. Präsident des Berufsverbandes Österreichischer Chirurgen (BÖC)

Als vor 14 Jahren mein Telefon läutete und Prof. Sauer mir mitteilte, ich wäre für 1997/1998 zum Präsidenten gewählt worden, fragte ich zweimal: „zu welchem denn?". Präsident des Berufsverbandes war ich seit sechs Jahren und an den Präsidenten der Österreichischen Gesellschaft für Chirurgie dachte ich wirklich nicht. Wieso auch? Ich hatte dieses Amt nie angestrebt, und eine entsprechende Lobby hatte ich auch nicht. Aber Prof. Sauer beteuerte, ich sei mit großer Mehrheit dazu gewählt worden. Nun – wer das Wahlverfahren in der Gesellschaft für Chirurgie kennt, der weiß, dass es gerade mal drei bis vier Personen sind, die die Wahl durchführen.

Der Präsident. Von diesem Tag an war ich also Präsident elekt und mir dieser Würde auch bewusst.
Was waren nun meine Aufgaben? Die Ausrichtung des Chirurgenkongresses 1998 war die eine, das Präsidentenamt zu beleben war meine Wunschvorstellung. Diesen Wunsch hat, glaube ich, jeder neue Präsident, und so verfolgt jeder seine Träume. Jeder will es anders und besser machen als seine Vorgänger. Darin unterschied ich mich in keinster Weise.
So musste sich schon das Programmheft für den Kongress, der damals noch Jahrestagung hieß, von allen vorangegangenen unterscheiden. Es sollte ja auch was Besonderes sein, fand doch der Kongress fast auf den Tag genau zum 40. Jahrestag der Gründung der Österreichischen Gesellschaft für Chirurgie statt.

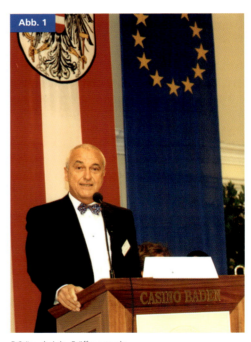

Abb. 1

F. Stöger bei der Eröffnungsrede

Das Programmheft. Statt A5 musste das Format A4 und statt im üblichen Zweifarbendruck ein buntes Bild sein. Ein Vierfarbendruck eines Gemäldes eines zeitgenössischen Malers, das die Kurstadt Baden, umrankt von einer Weinlaube, darstellt. Wenn ich mir heute dieses Programmheft anschaue, finde ich es zwar schön, aber für diesen Zweck völlig ungeeignet.

Der Tagungsort. Dieser war nicht einfach zu finden, sollten doch neunzehn assoziierte Gesellschaften und Arbeitsgemeinschaften gleichzeitig ihre Vorträge und wenn möglich auch ihre Jahreshauptversammlungen abhalten können.

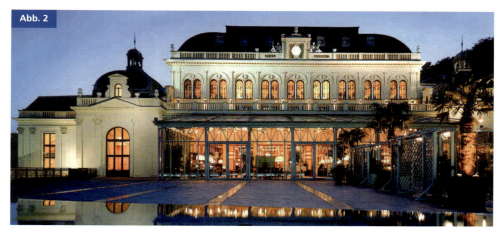

Congress-Casino Baden

Es war schon im Jahre 1958 der Wunsch der Gründungsmitglieder der Gesellschaft für Chirurgie, dass die Tagung immer den Ort wechseln sollte, was sicherlich nicht sinnvoll, aber Tradition geblieben ist. Damals wollte man die Wien-Lastigkeit vermeiden, waren doch 90% der Gründungsmitglieder aus Wien. Und so findet die Jahrestagung, immer am Ort der Tätigkeit des jeweiligen Präsidenten statt.
In Tulln war dies nicht möglich, weil keine geeigneten Räumlichkeiten zur Verfügung standen. Es galt also eine Stadt in Niederösterreich zu finden, denn Niederösterreich sollte es schon sein, wenn der Präsident schon einmal von dort kommt. Es sollte also eine Stadt sein, die einerseits die nötigen Räumlichkeiten und andererseits einen würdigen Rahmen für diese Veranstaltung aufwies. Die Kosten sollten auch nicht zu hoch sein, wird doch der Erfolg des Kongresses nicht nur nach dem wissenschaftlichen Inhalt, sondern ganz wesentlich nach dem finanziellen Ergebnis beurteilt. All dies erfüllte nach meinem Dafürhalten die Kur- und Theaterstadt Baden. Mir gefiel es in Baden so gut, dass ich in der Folge als Präsident des Berufsverbandes zehn Chirurgentage in dieser Stadt abhielt.

Die Hauptthemen. Der Inhalt der vier Hauptthemen „Scheinbare Grenzgebiete der Chirurgie: Struma-Mamma-Varizen" hat sich in den vergangenen 11 Jahren eher dahingehend verschoben, dass alle drei Gebiete uns immer mehr an andere Fachrichtungen verloren gehen.
Aber auch der minimalinvasiven Chirurgie wurde bei der Tagung breiter Raum eingeräumt.

Die Referenten. Nun galt es für die Hauptthemen geeignete Referenten zu suchen, was immer schwierig ist, weil man sich damit nicht nur Freunde macht. So wollte ein von mir sehr geschätzter und allgemein anerkannter Chirurg ein einstündiges Referat über die Geschichte der …chirurgie halten. Meine Beteuerungen, dass alle anderen auch nur eine Redezeit von zehn, maximal fünfzehn Minuten bekämen, nützten nichts. Es kam zu einer Auseinandersetzung, die damit endete, dass er mir schriftlich mitteilte, er käme dann gar nicht zum Kongress und er hat dies auch allen anderen Kollegen empfohlen. Zum Glück kamen diesem Aufruf offenbar nicht sehr viele Chirurgen nach, denn wir hatten 1.017 Teilnehmer am Kongress, was ohnehin die Kapazität des Kongress-Casinos Baden nahezu überstieg.
Um die Redezeit wirklich einzuhalten, bekamen die Vorsitzenden eine Eieruhr, die nach zehn Minuten läutete. Dies hatte zumindest einen 90%igen Erfolg, der Rest ließ sich durch nichts abhalten, die Redezeit zu überziehen.

Das Präsidentenessen. Ebenso schwierig gestaltete sich die Einladung zum Präsidentenessen. Um es preiswert zu gestalten, wollte ich nur einer kleinen Runde den Genuss im Renais-

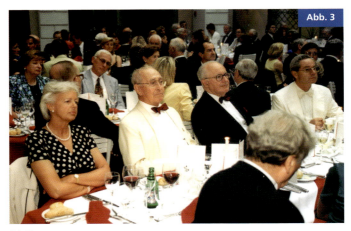

Präsidentenessen

sance-Hof des Hotels Schloss Weikersdorf gönnen. Dies widersprach natürlich der Tradition, da es doch eine Einladungsliste gibt, worauf sich alle Präsidenten bis zu ihren Ableben und alle Assoziierten usw. befinden. Einige Jahre nach mir hat es dann wirklich ein Präsident gewagt, diese Tradition zu brechen. Er wurde nahezu geächtet.

Anstatt der traditionellen Damenrede, die allerdings üblicherweise nichts mit unseren Damen zu tun hat, sondern eine schön gefärbte Darstellung des Präsidenten ist, wurde den Gästen zur Ergänzung des Kulinariums ein kultureller Leckerbissen in Form einiger „Operetten-Ohrwürmer mit Balletteinlage" geboten. Die Kleidung war damals auch nicht so salopp wie heute, Smoking war vorherrschend. Es gab auch noch die Tradition des „Nachtwächters", der um Mitternacht die Gäste aufforderte nach Hause zu gehen, um am nächsten Morgen pünktlich bei der Eröffnung zu sein.

Die Themen. Ein weiteres Hauptthema war Ethik – Ökonomie – Qualitätssicherung. Um dieses Thema, das in der Regel nicht sehr viele Kollegen anzieht, attraktiver zu gestalten, hatten mein Tagungssekretär Dr. Humpel und ich die Idee, auch eine Round-Table-Diskussion zur Auflockerung durchzuführen. Um das Desinteresse nicht zu offenkundig werden zu lassen, wählten wir ohnehin den kleinsten Saal. Dies würde ich im Übrigen allen Präsidenten bei ähnlichen grundsätzlichen Themen empfehlen.

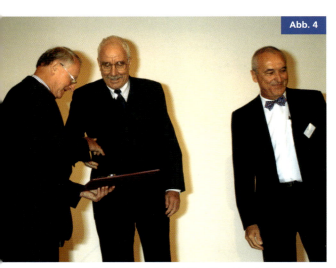

Prof. K. Dinstl und der Präsident überreichen Prof. H. Sauer die Urkunde zur Ehrenmitgliedschaft

Der Saal war voll, machte einen guten Eindruck. Der interessanteste Teilnehmer war wahrscheinlich der Journalist DDr. G. Nenning, der direkt aus der Hainburger Au kam. Dies dokumentierte er mit grobstolligen Schuhen, die noch dazu voll Erdklumpen waren, und bot diese am Podium wirkungsvoll zur Schau. Es musste nachher die Saalreinigung kommen.

Am besten gefiel zum Thema Ethik der Kabarettist Prof. Horaczek mit „Medyzynisches in der Ethik".

Von den mehr als 600 eingereichten Beiträgen konnten nur 486 angenommen werden. Jeder abgelehnte Beitrag ruft Unstimmigkeit hervor. Man redet sich am besten immer auf den Kongresssekretär aus. Gut, wenn man derer mehrere hat!

Die Abendveranstaltungen. Anders als heute, wo die Abendveranstaltungen von den Hauptsponsoren, die ja ab heuer Platin-Sponsoren heißen, veranstaltet werden, musste man sich sehr anstrengen, die Abende kostengünstig zu gestalten.

Der Gesellschaftsabend am Donnerstag wurde mit Operette im Stadttheater begonnen und dann im Festsaal des Congress-Casinos mit einem Gaumenvergnügen von Do&Co fortgesetzt und von einer Showband begleitet. Obwohl ein Kostenbeitrag von 500 Schilling verlangt wurde, zählten wir über 500 Besucher.

Der Freitagabend war ein Beitrag vom Land Niederösterreich und der Stadt Baden im gemütlichen Heurigen Streiterhof. Sämtliche Räume waren zum Bersten voll. Es wurde allerdings kein Kostenbeitrag verlangt.

Für niedergelassene Chirurgen, die ja bis dato in der Gesellschaft für Chirurgie keine Zuwendung bekommen haben, wurde gemeinsam mit dem Berufsverband Österreichischer Chirurgen ein Seminar mit dem Titel „Praxisformen der Zukunft" angeboten.

Das Resümee. Alles in allem konnten wir mit der Tagung zufrieden sein. Auch der Finanzreferent war es, konnten wir doch auf einen Reingewinn von über 800.000 Schilling verweisen.

Meine Aktivitäten beschränkten sich nicht nur auf die Jahrestagung, sondern ich versuchte eine engere Zusammenarbeit zwischen dem Berufsverband und der Gesellschaft herzustellen. Meine Wunschvorstellung war das Haus der Chirurgie. Aber die Zeit war noch nicht reif dafür.

Alles, was ich in dieser Richtung versuchte, wurde argwöhnisch beobachtet.

Das Einzige, was mir in dieser Richtung gelungen ist, war die Schaffung der gemeinsamen Zeitschrift „Chirurgie" als offizielles Organ der Österreichischen chirurgischen Vereinigungen. Die erste Nummer erschien unmittelbar nach dem Kongress. Und es gibt sie heute noch.

Was bleibt nach über zehn Jahren von einem Präsidenten samt seinem Kongress in Erinnerung? Jeder versucht es anders und besser zu machen. Der Individualität sind keine Grenzen gesetzt. Ich persönlich glaube ja, dass ein, maximal zwei Kongressorte, die sich jährlich abwechseln, sowie ein ständiges Kongresssekretariat besser und kostengünstiger wären.

Aber wie sollten dann die zukünftigen Präsidenten ihre Vorstellungen verwirklichen? Kleine Veränderungen sind erlaubt, größere werden vertagt.

Also bleibt alles wie vor 50 Jahren.

Schon bei meiner Präsidentenrede sagte ich: Tradition ist gut, aber sie wird zur Asche, wenn man nicht hin und wieder hineinbläst, um die Glut zu entfachen.

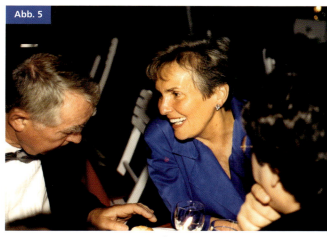

Fr. Prof. H. Piza, 1999/2000 Präsidentin der ÖGC

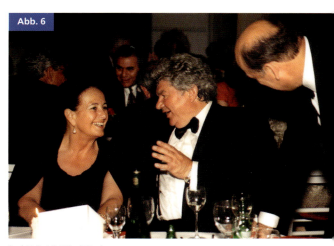

Prof. H. Troidl, Köln (Mitte)

Bilanz und Ausblick zur Jahrtausendwende
Chirurgenkongress 1999 in Linz

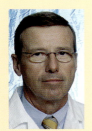

Prim. Univ.-Prof. Dr. Wolfgang Wayand
Vorstand der 2. chirurgischen Abteilung, Leiter des Ludwig-Boltzmann-Instituts für operative Laparoskopie, Allgemeines Krankenhaus Linz

Den inoffiziellen Auftakt zu jedem österreichischen Chirurgenkongress bildet das so genannte Präsidentenessen, das diesmal im Schloss Kammer am Attersee stattfand. Die Zufahrt durch die Schlossallee, der Blick auf den sommerlichen See, wohl jedem Kulturinteressierten durch die Bilder Gustav Klimts bekannt, ergaben einen stimmungsvollen, sommerlichen Rahmen (**Abb. 1**).

Der Kongress begann am nächsten Tag in der unzweifelhaft modernsten Veranstaltungs- und Ausstellungslokalität Österreichs, dem Linzer Designcenter. Im Rahmen der Eröffnungssitzung wurden die Herren Ch. Herfahrt (Heidelberg), J. Perissat (Bordeaux) und F. Helmer (Wien) zu Ehrenmitgliedern, A. Bologh, Ch. Manegold und V. Pegan zu korrespondierenden Mitgliedern ernannt.

Aus der Eröffnungsansprache, dem Totengedenken, Preisverleihungen und Überreichungen der Facharztdiplome ergab sich das weitere Programm der Eröffnungssitzung.

Wissenschaftliches Programm

Erstmals wurden zur Vereinheitlichung der Organisation alle Abstraktformulare in das Billrothhaus erbeten. Das Programm wurde gemeinsam mit den assoziierten Gesellschaften erstellt. Die Anzahl der akzeptierten Vorträge wurden gegenüber dem Vorjahr um 15 % reduziert.

Auszüge aus meiner Eröffnungsansprache, die auch noch 10 Jahre später aktuell erscheinen:

„Bei allen Werten, an denen man den Erfolg eines Gesundheitssystems misst, liegen wir im internationalen Vergleich im Spitzenfeld – und das trotz oder bei einer 100%igen Sozialversicherungsquote. Statt der behaupteten Kostenexplosion hat tatsächlich eine enorme Leistungssteigerung in der Medizin stattgefunden, deren Ende nicht absehbar ist. Es wäre Aufgabe der Politik, klar zu machen, dass dieser Fortschritt etwas kostet. Umfragen bestätigen die diesbezügliche Akzeptanz in der Bevölkerung. Diese absolut notwendige Entscheidung sollte den Politikern dadurch erleichtert werden, dass das Gesundheitswesen ein starker Wirtschaftszweig mit einem prosperierenden Arbeitsmarkt ist.

Finanzreferenten der Länder streiten mit dem Finanzminister, Ärztekammern gegen die Sozialversicherungen. Im Büro der Gesundheitsministerin ist kein einziger Arzt tätig, das Büro wurde jedoch vor kurzem um 10 Mitarbeiter von Arbeiterkammern, Gewerkschaft, Gebietskrankenkasse aufgestockt. Hier wäre eine ordnende politische Kraft wirklich von

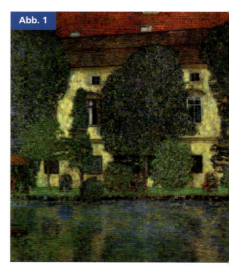

Abb. 1
Schloss Kammer am Attersee (Gustav Klimt)

Nöten, es ist jedoch zu befürchten, dass in Österreich noch viel passieren muss, bevor etwas geschieht.

Wegen der Unfähigkeit der gesamtstaatlichen Reform versucht man, das Problem auf Krankenhausebene anzugehen: Die Krankenhäuser werden zu Patienten erklärt, und es entstehen ganze Industrien, die daran herumdoktern. Fast täglich bekommt man Programme diverser Veranstaltungen zugestellt. Seminare über Motivation, Organisation, Qualitätszirkel, Kostenmanagement und Controlling, Kongresse gesundheitsfördernder Krankenhäuser (hoffentlich gibt es keine anderen!), Informationstechnologie im Gesundheitswesen, Projektgruppen und, und, und. (Bei genauerer Durchsicht der Programme stößt man zur Verblüffung nicht selten auf Referenten, die als Abteilungsleiter schon einmal gescheitert sind. Sie erinnern an Eunuchen, die sich über die ars amandi verbreiten.)

Wir sollten die uns in diesem Zusammenhang aufoktroyierte, inhaltliche Kompetenz vortäuschende, neue Phraseologie nicht kritiklos übernehmen: Bisher waren es Kranke, die ins Spital kamen und denen wir nach besten Möglichkeiten geholfen haben. Nun gehen Kunden in ein ‚medizinisches Leistungszentrum', ‚benchmarkgecheckt', bevorzugt in ein ‚High-Volume-Hospital', um in einem dortigen ‚Profitcenter' bei einem Leistungsanbieter, bei dem eine ‚Quality-controlled', ‚highly efficient Evidence-based Medicine' betrieben wird, einzukaufen.

Das alles unter dem Überbegriff ‚Managed Care' – ein Euphemismus, um Leistungen an Patienten zu reduzieren. Es entsteht eine neue herrschende Klasse im Krankenhaus, eine Administrokratie, und unser fehlender Widerstand wird letztlich dazu führen, dass medizinferne Außenseiter die Spitäler leiten.

Natürlich müssen wir uns davor hüten, alles Bestehende erhalten zu wollen, das würde zu einer Reformunfähigkeit führen. Es darf auch nicht die Humanität immer dann neu entdeckt werden, wenn man neue Entwicklungen nicht wahrnehmen will. Wir müssen uns im Sinne unserer besonderen Verantwortung für die Weiterentwicklung im Gesundheitssystem zur Mitarbeit bereit finden. Ethik darf keine Ausrede für fehlende wirtschaftliche Kompetenz sein. Der Mut zu notwendigen Reformansätzen ist weder bei Politikern noch bei Standesfunktionären, aber auch nicht in unserer Gesellschaft anzutreffen.

Eine sektenartige Heilslehre unterstützt diese Bestrebungen: die EDV.
Unter dem Vorwand, alles dokumentieren zu müssen, werden sinnlose Datenberge angehäuft, deren einziger Effekt es ist, dass die zu ihrer Produktion herangezogenen Ärzte und Schwestern weniger Zeit für die ihnen anvertrauten Patienten haben. Es ist wahrscheinlich nicht primär böse Absicht, die dahinter steckt, sondern die Tatsache, dass diese Leute in einer völlig anderen Begriffs- und Vorstellungswelt leben. Der Beweis steht noch aus, dass die Anfüllung von Arztzimmern und Schwesternstützpunkten mit Computern irgendeinen Vorteil für den Patienten bringt. Erstaunlicherweise ist dafür im angeblich so an Ressourcen knappen Krankenhaus immer Geld vorhanden!
Es liegt an uns, dringend darauf hinzuweisen, dass es nur eine bestimmte Menge an Zeit und Geld gibt, und diese hat im höchstmöglichen Ausmaße Patienten zur Verfügung zu stehen.

Das nun zu exekutierende Ärztearbeitszeitgesetz verschärft die Problematik kontinuierlicher Patientenbetreuung. Das 84-seitige Erklärungswerk dieses Gesetzes hat zur Folge, dass jeder Arzt um 15 % weniger Zeit im Krankenhaus verbringt. Die Forderung, dass vor einem Wochenenddienst ein Ruhetag einzulegen ist, ist für einen älteren Oberarzt sinnvoll, für einen Auszubildenden ist es grotesk. Die Qualität einer Ausbildung entspricht der Summe der Eindrücke pro Zeiteinheit, per Gesetz ist hier eine Verschlechterung um 15 % verordnet.

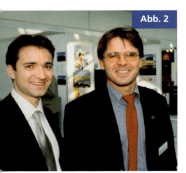

Kongresssekretäre:
Doz. Shamiyeh und Prof. Rieger

Junge Ärzte müssen nun ihre Tätigkeit stundenbezogen genau auflisten. Von Juristen ist bereits zu erfahren, dass bei gutachterlichen Fragen, in denen häufig die mangelnde Aufklärung den Auffangtatbestand darstellt, nun zuvorderst die Frage geklärt wird, ob der in Frage stehende Arzt überhaupt im Krankenhaus hätte sein dürfen! Eine Reform des Gesetzes ist dringend erforderlich! Ich rufe der jungen Generation aber aufmunternd zu: Akademische Freiheit heißt immer noch, mehr tun zu dürfen, als man muss!

Reformbedarf ist sicherlich in der Spitalsgeografie Österreichs gegeben: Die Verteilung reflektiert die Verkehrsverbindungen zu Ende des vorigen Jahrhunderts. Die Mobilität bei verbesserten Straßen hat enorm zugenommen, mehrere kleinere Spitäler auf engem geografischen Raum verschlechtern die Lebensqualität und die Einkommensmöglichkeiten der dort Beschäftigten, der medizinische Standard wird trotz überdurchschnittlichem Engagement auf Dauer nur schwer zu halten sein.

Meine Damen und Herren! Meine bisherigen Ausführungen sind zwar kritisch, sollen aber nicht Anlass zu Pessimismus geben. Denn erstens sind wir schon von Berufs wegen zum Optimismus verpflichtet, und zweitens glaube ich, es ist auch das eigene Älterwerden, das dazu führt, dass man Dinge kritischer betrachtet. Ich habe meine Ausführungen als Aufruf gemeint, dass wir uns dagegen zur Wehr setzen, wenn sich unser Arbeitsbedingungen für uns anvertraute Patienten verschlechtern.

‚Zwischen uns sei Wahrheit', fordert Orest in der ‚Iphigenie auf Tauris'. Diese Wahrheit und Offenheit im persönlichen Gespräch ist die Grundlage des Vertrauens, das uns mit unseren Patienten verbindet. Diese Beziehung ist das Besondere unserer Zunft, keinem anderen Vertreter eines Standes vertraut man sich so mit Leib und Seele an. Hieraus resultiert auch die Motivation für unseren Beruf, sie ist die Grundlage dafür, dass wir, dem Thema dieses Kongresses entsprechend, eine positive Bilanz ziehen und positiv in die Zukunft blicken können."

Zum Rahmenprogramm

Donnerstag Abend wurde der Festabend (gesponsert von Firma Tyco) in dem völlig renovierten Gebäudekomplex des alten Rathauses am Hauptplatz veranstaltet. In einem Raum wurde Live-Musik sowie Gastronomie an Stehtischen angeboten, während im Gemeinderatssaal, umrankt von historischen Portraits der Linzer Bürgermeister, neben einem Klavierspieler bei dezenter Begleitmusik ein „Speakers' Corner" eingerichtet war. Die Gelegenheit, Anekdoten aus der chirurgischen Vergangenheit zum Besten zu geben, wurde erfreulicherweise von etlichen Kollegen genützt. (Schade, dass die Idee in den nächsten Jahren keine Fortführung fand!).
Am Freitag Abend wurde ein Event der besonderen Art (gesponsert von Firma Johnson&Johnson, Ethicon) im alten Schlachthof (wie sinnig!) veranstaltet: Hervorragende Musik, Vorführung attraktiver OP- und Dessouswäsche, freier Getränkekonsum bis 4 Uhr früh ergaben einen „Event", auf den ich auch Jahre später noch von vielen Kollegen angesprochen wurde (**Abb. 2**). Das Thema des Kongresses, „Bilanz und Ausblick zur Jahrtausendwende", wurde in 19 gut besuchten Sitzungen mit 383 Vorträgen, 62 Postern und 4 Expertengesprächen abgehandelt. Interaktive Beteiligungen mittels TED-Abstimmungen erfreuten sich großer Beliebtheit. Zum Ausklang des Kongresses erzählte Michael Köhlmeier die Sage des Asklepios (Sohn des Apollo, mythenumrankter Ahnherr unserer Zunft). Die faszinierende Erzählkunst des Schriftstellers, bekannt von vielen CD-Aufnahmen, hat wohl niemanden unbeeindruckt gelassen.
Das Steuerrad wurde der ersten Präsidentin unserer Gesellschaft, Prof. Hildegunde Piza-Katzer, mit den besten Wünschen für den nächsten Kongress übergeben.

Die österreichischen Chirurgenkongresse aus Sicht des deutschen Nachbarlandes

Meine ganz persönliche Sicht der Österreichischen Chirurgenkongresse

Warum ist es auf dem Österreichischen Chirurgenkongress so schön?

Warum hat jeder deutsche Chirurg – zumindest wenn er in Süddeutschland lebt – den Fronleichnamstag fest in seinem Kalender geblockt?

Die Attraktivität der österreichischen Gesellschaft für Chirurgie allein kann es eigentlich nicht sein – zwar ist sie strukturell fortschrittlich und in der Einbeziehung der gesamten operativen Medizin vorbildlich, aber aus Sicht des deutschen Nachbarn doch zu klein und zu jung, um so einen Effekt zu erzielen.

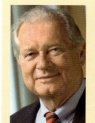

Univ.-Prof. Dr.
Jörg Rüdiger Siewert
Universitätsklinikum
Heidelberg

Ist es der Kongress an sich?

Vielleicht schon, aber er ist doch wohl eher zu regional und nicht international genug, um als Marktplatz der Opinion- und Trend-Leader zu gelten – aber trotzdem immer spannend und von offener Diskussion gekennzeichnet.

Ist es vielleicht das Ambiente?

Wir kommen der Sache näher. Die einmalige Gastfreundschaft der österreichischen Kollegen und die wunderbaren Orte, an denen sie ihre Kongresse stattfinden lassen, verführen dazu, dem österreichischen Chirurgenkongress geradezu einen Kultstatus zu verleihen.
Ein interessantes und stimulierendes Kongressklima, verbunden mit einem fast urlaubsartigen „Feeling" – das ist es, was die Besonderheit des Österreichischen Chirurgenkongresses ausmacht.
Die Gedanken gehen zurück. Ich habe das Privileg, die Österreichischen Chirurgenkongresse seit mehr als 25 Jahren begleiten zu dürfen, eher sogar noch länger. Meist aktiv beteiligt, manchmal aber auch nur passiv genießend. So habe ich – zumindest empfinde ich es so – ganz Österreich auf höchstem Niveau, bezogen auf Gastfreundschaft und menschliche Kontakte, kennen gelernt und genießen dürfen. Ich glaube, es fing einmal in Salzburg an und führte mich dann durch ganz Österreich. Einige Plätze blieben in besonderer Erinnerung:

- allen voran Alpbach – was für ein Erlebnis! Ein lebendiges Museumsdorf mit der Überraschung, dass die Fronleichnamsprozession praktisch durch mein Hotelzimmer zog. Partner-Lotterie beim Präsidentenessen.
- Wien – immer wieder Wien, aber ständig aus einer neuen Sicht.
  Von der Hofburg über die k. k. Pferdeställe bis hin zu den Suburbs von Wien.
  Wien bietet alles, kann alles, begeistert alle!
- Graz – mehrmals, aber besonders unvergesslich das längste Präsidentenessen ever!
- Innsbruck, die Heimatstadt meiner Frau – deswegen bin ich befangen; aber nichts geht über den „Wilden Mann".
- Eisenstadt, nur einmal, aber einmalig!
- Klagenfurt: Fronleichnamsprozession, damals noch mit Haider – dafür das Präsidentenessen am Wörthersee erstmals ganz leger und mit einer Konkurrenzveranstaltung.

Aber auch
- Linz – ein Abend mit Starzl beim „Catch as catch can", weil er den Stier von Denver sehen wollte – der aber enttäuschenderweise aus Niederösterreich stammte und kein Englisch sprach.

Ich bitte um Nachsicht – sicher habe ich viele markante Kongressereignisse vergessen – egal, schön war es immer!

Bleibt die Frage:
„Was waren eigentlich die wissenschaftlichen Highlights der verschiedenen Kongresse?"
Ich weiß es nicht mehr. Ich müsste in den wissenschaftlichen Programmen nachsehen, um die wissenschaftlichen Höhepunkte namhaft machen zu können. Es gab sicher viele.
Aber belegt das nicht einmal mehr, dass es nicht unbedingt die wissenschaftlichen Inhalte eines Kongresses sind, die im Gedächtnis haften, sondern eben das Ambiente … und das ist bei den Österreichischen Chirurgenkongressen immer ganz speziell und prägend und bleibt deshalb im Gedächtnis.

Oder sind es die Präsidentenpersönlichkeiten?
Ambiente und Präsidentenpersönlichkeit lassen sich nicht trennen. Der Präsident prägt seinen Kongress und schafft das entsprechende Ambiente. Großartige Persönlichkeiten sind in diesen Jahren an mir vorübergezogen. Jeder von ihnen hat dem Österreichischen Chirurgenkongress nicht nur durch die Wahl des Kongressortes, sondern mehr noch durch die Prägung des Rahmenprogrammes ein ganz spezielles persönliches Ambiente gegeben.

Auch das macht den Österreichischen Chirurgenkongress aus:
Er ist über all die Jahre überschaubar und prägbar durch den einzelnen Präsidenten geblieben, weil er nicht zu einer anonymen Massenveranstaltung verkommen ist.
Man fühlt sich immer persönlich eingeladen, persönlich aufgenommen, eben als persönlicher Gast.

Wo gibt es das heute noch auf anderen internationalen Kongressen?
Deshalb kann die eingangs gestellt Frage:
„Warum ist es auf den Österreichischen Chirurgenkongressen so schön?" nur so geantwortet werden:
„Durch das spezielle vom jeweiligen Präsidenten geprägte Ambiente!"
Dass Österreich als Land seinen Präsidenten vielleicht mehr reizvolle und schöne Orte für die Gestaltung seines Kongresses gibt, sei neidlos eingestanden.

„50 Jahre Österreichische Chirurgengesellschaft" ist nur ein Anfang – Wir werden als Nachbarn die nächsten 50 Jahre mit Interesse, Anteilnahme und Liebe weiter verfolgen. Zunächst einmal gilt es, dem diesjährigen Präsidenten, Herrn Professor Tuchmann, alles erdenklich Gute zu wünschen! Aber bereits im Vorfeld hat er es verstanden, wiederum durch seine besondere Persönlichkeit und die seiner Gattin das ganz spezielle Ambiente eines „genussvollen Wien" entstehen zu lassen, das uns wieder einmal nach Wien ziehen wird.

Alte Werte in neuem Umfeld –
Zur Lage der Chirurgie

Von den 50 Jahren seit Gründung der Österreichischen Gesellschaft für Chirurgie habe ich 36 aktiv und unmittelbar miterlebt. Die Jahre davor wurden mir sehr authentisch erzählt. In Anbetracht der Ausgangslage nach Ende des Zweiten Weltkrieges muss man fasziniert auf das Erreichte blicken, nämlich einen chirurgischen Standard, der den internationalen Vergleich nicht zu scheuen braucht, eingebettet in ein Gesundheitswesen, das keinem seiner Patienten etwas vorenthalten muss und wissenschaftliche Spitzenleistungen entsprechend den Möglichkeiten eines kleinen Landes; und dies in Anbetracht des tragischen Verlustes medizinischer Intelligenz in den dunklen Jahren des vergangenen Jahrhunderts und der dadurch unterbrochenen österreichischen medizinischen Tradition.

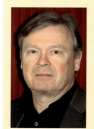

Univ.-Prof. Dr. Rudolf Roka
Vorstand der Chirurgischen Abteilung, KA Rudolfstiftung Wien

Die österreichische Chirurgie hat Tradition. Das ist mir erstmals deutlich zu Bewusstsein gekommen, als ich 1980 während meiner Zeit in Tokio bei Hiroshi Akiyama beobachtete, wie er inmitten eines japanisch geschriebenen Konsiliarberichtes in deutschen Buchstaben, als Terminus technicus das Wort „Verwachsung" schrieb. Auf meine erstaunte Frage erklärte er, dass dies mit den deutsch-österreichischen Wurzeln der Ausbildung zusammenhänge.

Zur Zeit der ersten Wiener Medizinischen Schule des Gerald van Swieten fehlten der Chirurgie für eine Fortentwicklung die zwei wesentlichen Grundlagen: nämlich Anästhesie und Antisepsis. In der 2. Wiener medizinischen Schule und mit Namen wie Billroth, Landsteiner, Rokitansky, Semmelweis wurden dann die Weichen für eine rasante Entwicklung der Chirurgie und Verbreitung der Erkenntnisse weit über die Landesgrenzen hinaus gestellt. In der Folge konnten sich Chirurgen wie Finsterer, Haberer, Hacker, Lorenz, Böhler, Eiselsberg, Hochenegg, Ranzi, Mandl und viele mehr entfalten. Diese positive Entwicklung wurde erst mit dem Nationalsozialismus jäh und nachhaltig unterbrochen. Nach der Befreiung den Anschluss an den angloamerikanischen Standard zu finden, der von der Vertreibung der jüdischen Intelligenz wesentlich profitiert hat, war ein mühsames Unterfangen und eine große Leistung der nach dem Krieg tonangebenden Chirurgen. Ihnen verdankt die Österreichische Chirurgie auch die Gründung unserer Gesellschaft, der dieses Buch gewidmet ist (**Abb. 1**).

Unsere geografische Lage und natürlich auch unsere Geschichte haben zu einem letztendlich guten Verhältnis zu unseren östlichen Nachbarn geführt. Ihre intensivierte Einbindung war eines der Ziele der Österreichischen Gesellschaft für Chirurgie in den letzten Jahren. Die Kooperation mit unserem Journal „European Surgery" und im Rahmen des Zentraleuropäischen Kongresses ist vor allem dem unermüdlichen Ehrgeiz von Martin Riegler zu verdanken.

Es bestand der Wunsch eines persönlichen, authentischen Erfahrungsberichtes mit Reflexion zur Gegenwart oder allfälligen zukünftigen Aspekten. Demnach mag der Wiener Bereich vorrangig zur Geltung kommen, allerdings mit Anerkennung und im Wissen um die panösterreichischen Leistungen.

Die Leitbilder

Die Leitbilder am Beginn meiner Ausbildung waren charismatische, technisch besonders begabte und erfahrene wissenschaftlich interessierte Chirurgen. Die klinische Tätigkeit, das Vorgeben und Vorleben von Standards, hatte absolute Priorität. Ihre Auslandserfahrun-

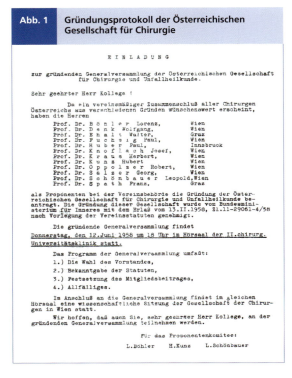

Abb. 1 Gründungsprotokoll der Österreichischen Gesellschaft für Chirurgie

gen, z.B. bei Mercadiere oder Lortat-Jacob in Paris, hatten demnach das Ziel technischer Neuerungen und Verbesserungen. Die wissenschaftliche Aktivität bestand vorrangig in den Analysen der klinischen Ergebnisse oder in experimentellen Untersuchungen mit zumeist technischen Fragestellungen. Studien moderner Prägung gab es mangels multimodaler Konzepte kaum. Die Publikationen blieben zumeist auf den deutschsprachigen medizinischen Bereich beschränkt. So fanden fundamentale Ideen wie z.B. die Hyperthermie oder die Zonensplenektomie, praktiziert von A. Prisching, ihre weltweite Anerkennung erst später durch andere Autoren (als „Pancreas-preserving Splenectomy" nach Maruyama).

Es war klar, dass diese Chirurgen die therapeutischen Bezugspersonen für das jeweilige Einzugsgebiet waren, entsprechend ihren Schwerpunkten. Es gehörte zum guten Ton, dass während des Aufenthaltes des Patienten rege Kommunikation mit dem Zuweisenden bestand, wenn er nicht sogar persönlich an der Operation teilnahm oder zusah. Diese Achsen wurden konsequent und so weit ich mich erinnere generell bei anspruchsvollen Therapien in Anspruch genommen. Es versteht sich von selbst, dass sich damit damals Diskussionen um Mindestmengen erübrigten.

Die generelle Forderung nach angloamerikanischer Erfahrung in Klinik, klinischer Wissenschaft und Grundlagenforschung ergab sich in der Folge als Konzept des großen Organisators Paul Fuchsig. Praktiziert als Auslandsjahr mit der Zielsetzung einer entsprechenden Fortsetzung in der Heimat wurde dies von den Schülern der so wichtigen Leitbilder, die jedoch – nachhaltig geprägt – ihren Lehrern auch im klinischen Alltag nacheiferten. Dieses Konzept und seine Exponenten, als Chefärzte hoch begehrt, haben landesweit den Anschluss der österreichischen Chirurgie an den internationalen Standard mitgetragen.

Wissenschaft

Die wissenschaftliche Entwicklung der österreichischen Chirurgie war ohne die Kontakte und Anregungen des Auslandes nicht denkbar. Damit war die Zeit reif für die Ablöse des territorialen Einzelkampfes (so genial die Ideen und Leistungen auch gewesen sein mögen) durch die Arbeitsgruppe, die bereit war, sich der internationalen Diskussion in Kongressen oder in ihren Publikationen zu stellen. Weichensteller waren all jene, die das chirurgische Weltbürgertum vorgelebt und als Bedingungen ihren Mitarbeitern auferlegt haben. Als Präsidenten der Österreichischen Gesellschaft für Chirurgie sowohl der Stammgesellschaft als auch der assoziierten Gruppen haben sie mit Kongressen, Preisen, Stipendien Nachwuchs gefördert und gewonnen. In Anbetracht der Ausgangslage, der Größe unseres Landes und der stetig zunehmenden hervorragenden Leistungen einzelner Gruppen kann man die wissenschaftliche Aufholjagd als durchaus geglückt bezeichnen.

Der therapeutische Standard

Der therapeutische Standard hat Quantensprünge erfahren, gerade im Bereich der Onkologie. Besonders gut belegen kann ich dies für ein persönliches Interessengebiet, nämlich das Ösophaguskarzinom, und dies österreich- und weltweit. Wie eine Tabelle aus einer unserer frühen Analysen zeigt, war – von einzelnen asiatischen Autoren abgesehen – das Resultat in Bezug auf Risiko und Überleben deprimierend (**Tab.**) [6]. Meine persönlichen Erfahrungen im Pariser Hospital Beaujon bei Lortat-Jacob waren ebenfalls extrem ernüchternd. Erst Akiyama hat 1979 die Aufmerksamkeit der chirurgischen Welt erregt (Letalität 0,8 %!) und in Folge einen Ergebnisschub an allen europäischen Institutionen ausgelöst. Sein Erfolgsrezept, so wie ich es persönlich erlebt habe, war in erster Linie extremste Sorgfalt. Als eines der Beispiele für anspruchsvolle Chirurgie zählt das Ösophaguskarzinom zu jenen Hochrisikoeingriffen, die, wie auch die Transplantationschirurgie, am meisten von den allgemeinen Fortschritten der Medizin, der technischen Standardisierung, der konsequenten Interdisziplinarität in Therapie- und Komplikationsmanagement und Zentralisierung profitiert haben.
An der Einführung von Mindestmengen und der Qualitätskontrolle der Hochrisikoeingriffe ist die Österreichische Gesellschaft für Chirurgie wesentlich beteiligt und auch zukünftig eingebunden.

Qualität

Qualität braucht Kontrolle. Erste Ansätze dazu finden sich bereits bei Billroth, der die Notwendigkeit kritischer Analysen bei negativen Krankheitsverläufen erkannte. Ein weltweites Bewusstsein und alle damit verbundenen Maßnahmen, Qualitätsstudien, Mindestmengen, CIRS, Checklisten etc. haben die Chirurgie ganz wesentlich verbessern können. Erfreulicherweise wurde erkannt, dass die Kontrolle aus dem eigenen Fachbereich zu erfolgen hat und nicht als Folge medialen oder rechtlichen Drucks. Qualität muss aber auch im Bewusstsein des Chirurgen unabhängig vom Ehrgeiz nach optimalen Zahlen als ethische Selbstverständlichkeit verankert sein. Am besten wäre diesbezüglich wohl eine verpflichtende Unterweisung während des Studiums. Wird vom Arzt Qualität eingefordert, so hat das Gesundheitssystem für die Voraussetzungen zu sorgen. Das ist vorrangig die optimal strukturierte Ausbildung als Auftrag, die Behebung allfälliger personeller Defizite und die Befreiung der Chirurgen von arztfremden Tätigkeiten. Weiterbildung durch Kurse und Kongresse kostet Geld, und zwar umso mehr, je anspruchsvoller sie ist. Die Unterstützung durch die Industrie nach dem Erscheinen Aufsehen

Tab. Literaturübersicht über Operationsletalität und 5-Jahres-Überlebensrate einiger Autoren

Autor	n	Operationsletalität	5-Jahres-Überlebensrate
Gütgemann, Umfrage 1953	6.217	45,7 %	2,6 %
Logan 1962	544	25,0 %	11,4 %
Ong 1964	112	22,4 %	–
Hegemann 1965	–	24,0 %	2,6 %
Zenker, Umfrage 1966	6.310	27,1 %	9,4 %
Linder 1969	488	30,0 %	–
Gunnlaugson 1969	1.657	11,7 %	9,0 %
Rossetti 1972	482	23,0 %	10,0 %
Lortat-Jacob 1972	1.769	29,6 %	9,7 %
Goodner 1974	426	26.5 %	6,0 %
Nakayama 1974	303	3,9 %	37,5 %
Mitomi 1974	347	9,4 %	21,8 %

erregender Kassenschlager (z.B. das Buch „Korrupte Medizin") zu erschweren, ohne gleichzeitig für Alternativen zu sorgen, ist unfair und kontraproduktiv. Im Rahmen ihrer Möglichkeiten hat die Österreichische Gesellschaft für Chirurgie in Zusammenarbeit mit dem Berufsverband Österreichischer Chirurgen ihre Beiträge geleistet. Im Jahre 2004 wurde ein eigener Arbeitskreis gegründet. Seitdem ist Qualitätsarbeit ein ständiges Thema bei jedem Kongress. Die ersten österreichweiten Qualitätsstudien sind Initiativen von Österreichischer Gesellschaft für Chirurgie und Berufsverband der Österreichischen Chirurgen.

Ausbildung

Ein wesentliches Argument für den Verlust der Attraktivität des Faches Chirurgie bei Studenten in Deutschland ist ein langer und vor allem unstrukturierter Weiterbildungsgang [5]. Das Arbeitszeitgesetz ist wohl die Hauptursache dafür, dass sich die Dauer der Ausbildung eher verlängern als verkürzen wird. Die Entscheidung, in Österreich die Facharztausbildung Allgemeinchirurgie um 3 Jahre Viszeralchirurgie (was etwa jenem Level entspricht, der mehrheitlich als attraktiv angesehen wird) zu verlängern, trägt dem Rechnung. Es ist aber auch klar geworden, dass alte Modelle, basierend auf der individuellen Bereitschaft des Ausbildners und des Insistierens des Auszubildenden möglicherweise begleitet von Geduld, Demut, Sympathie oder Antipathie, der Vergangenheit angehören – oder sollten. Auch der emotionale Druck, in allen Facetten und Graden unter der Vorstellung „Angst verleiht Flügel" häufig praktiziert, akzeptiert, wenn nicht sogar als unvermeidlich und vorteilhaft gelobt, hat sich zwischenzeitlich als kontraproduktiv erwiesen [8]. Diesbezüglich waren uns angloamerikanische Modelle weit voraus, wie durch 2 Zitate illustriert werden soll: „... tried to be the world's best first assistant" (Norman E. Shumway), „You can't learn to play the piano by attending concerts" (Francis D. Moore). Die gegenüber früher reduzierte Arbeitszeit, an der wohl kaum mehr zu rütteln sein dürfte, optimal zu nützen ist das Gebot der Stunde. Die diversen Programme [1] mit Logbuch, transparenter Einteilung zu Operationen, „Train the Trainer", Leistungsdokumentation, Motivationsbarometer, Assistentenaustausch, chirurgischem Qualitätssiegel etc. liegen vor. Ihre verbindliche Durchführung muss als Hauptinteresse der Verantwortlichen im Gesundheitswesen erkannt und als Auftrag erteilt werden. Die Österreichische Gesellschaft für Chirurgie und der Berufsverband der Österreichischen Chirurgen sind seit etlichen Jahren darum bemüht, Teilerfolge liegen vor.
Mustergültig ist das theoretische Rüstzeug, das die Österreichische Gesellschaft für Chirurgie im Rahmen der Fortbildungsveranstaltungen den in Ausbildung Befindlichen bietet.

Spezialisierung

Spezialisierung in der Chirurgie ist für manche Bereiche wichtig und unerlässlich. Das Anerkennen und Fördern von Spezialisierung durch den Einzelnen bedeutet ethisch geleitete persönliche Restriktion und das Ausschöpfen von Valenzen anderer zum Wohle des Patienten. Dieses System hat in meiner chirurgischen Jugend insofern gut funktioniert, indem Patienten für komplexe aufwendige Operationen ziemlich selbstverständlich den bereits erwähnten Leitbildern zugewiesen wurden. Diese natürliche Art von Spezialisierung hat einer forcierten strukturellen Weichenstellung Platz gemacht. Dabei ist dies durchaus anzuerkennen, soweit man sich nach den modernen wissenschaftlichen und interdisziplinären Bedürfnissen richtet und nicht ausschließlich nach anatomischen Strukturen, Patientenzahlen oder gar Momenten des Marketings. Abgesehen von vorläufigen Festlegungen bleiben dabei nach wie vor wesentliche Fragen unklar: Wie viel Breite in der chirurgischen Ausbildung wird von Nöten sein? Ab wann sollen Assistenten in speziellen Schienen landen? Und wie soll deren chirurgische Zukunft gesichert sein? Also ab welchem chirurgischen Level soll von Spezialisierung gesprochen werden? Wie groß ist dabei der Stellenwert technischer Aspekte?

Zur letzten Frage scheint mir die Beobachtung interessant, dass die Alleskönner sich in den virtuosen minimal invasiv tätigen Operateuren wiederfinden.
Wichtig ist im Moment in all den Entscheidungen, dass die natürlichen Feinde der Spezialisierung, also jene mit Profilierungsdruck und Anspruch auf Omnipotenz, wie auch die falschen Freunde, die das Marketing im Auge haben, kein Gehör finden.

Zentrum

Spezialisierung in Zusammenhang mit besonderen interdisziplinären Erfordernissen kann, aus den fachlichen und geografischen Bedürfnissen gewachsen und vor allem legitimiert durch eine langjährige Expertise, zur Gründung eines Zentrums führen: das Zentrum als institutionalisierter Endpunkt und niemals aus Überlegungen einer Krankenhausstrategie oder des Marketing. Die allzu großzügige Entwicklung und Vergabe von Zentren ohne adäquate Zertifizierung und der zwanghaft resultierende Relativismus wird den inhaltlichen Erwartungen am chirurgischen Parkett mit „Alles Zentrum" (frei nach J.R. Siewert) [10] kaum gerecht werden. Abgesehen natürlich von den Nachteilen einer willkürlichen und medizinisch nicht gerechtfertigten Zerteilung des Faches für ökonomische Gesichtspunkte und die Ausbildung.

Berufsbild

Der Glanz, mit dem J.W. Goethe durch die Person des Chirurgen Breme in den „Aufgeregten" das Berufsbild des Chirurgen illustriert, kann auch den Überzeugtesten verblüffen: „Ich sage dir ... ein Chirurgus ist der verehrenswürdigste Mann auf dem ganzen Erdboden ... Der Chirurgus aber befreit dich von einem reellen Übel ... Er nutzt dir, schadet keinem Menschen ... unwidersprechlich überzeugen ... Kur gelungen ..."
Die Worte können alle jene mit Wehmut erfüllen, die meinen, das Berufsbild hätte in der Öffentlichkeit in den letzten Jahrzehnten inadäquat Schaden genommen. Mit einem Artikel „Feindbild Arzt? eine neue Dimension des Arztseins" [12] beschäftigt man sich in einer Ärztezeitschrift mit den Ursachen und Auswirkungen durch generelle Angriffe auf die Ärzteschaft in den Medien und dem angeblich angeschlagenen Image. Auch psychologische Momente werden angesprochen, die teilweise sicher zutreffen, sowie die den Medizinern zugesprochene allgegenwärtige Omnipotenz, die den realen Gegebenheiten nicht standhalten konnte. Und auch die Urängste in Zusammenhang mit der bedrohten Gesundheit spielen dabei eine Rolle. Vor allem unser Stand ist gut beraten, die Reflexion unserer Tätigkeit in der Öffentlichkeit aufmerksam zu verfolgen und sachlich und gerecht auf Angriffe wegen Korruption, Pfusch, Geldgier etc. zu reagieren. Die dramatische Einstufung als Feindbild kann ich allerdings nicht nachvollziehen. Es ist einleuchtend, dass mehr Information über Misslungenes oder Unrechtes mehr Kritik oder Skepsis erzeugt als es früher möglich war. Dies gilt allerdings für jeden Beruf. Entmystifizierung ist der erste Schritt zur Norm und zum Praktizieren eines vorgegebenen Standards. Transparenz, bessere Aufklärung über die gegenwärtigen Möglichkeiten und korrektes Verhalten und Sauberkeit in den eigenen Reihen sind weitere Voraussetzungen. So ist von den Göttern in Weiß nicht mehr geblieben und wohl auch nicht notwendig als die faire Anerkennung der Leistung durch eine aufgeklärte mündige Patientenschaft, die weiß, was sie erwarten kann.
Die emotionale Seite unserer Tätigkeit bringt es mit sich, dass unser Beruf nach wie vor zu den privilegierten zählt, was das Erlebendürfen des Erfolges, Anerkennung und den oft herzerfrischenden Dank des Einzelnen betrifft. Das Ranking des Arztes in der Öffentlichkeit ist eindrucksvoll belegt in einer Publikation von H. Bauer aus dem Jahre 1998 (**Abb. 2**) [2]. Die moderne Betrachtung unseres Standes ist wohl auch der Grund, dass alte hierarchische Muster – so effektiv sie mancherorts gewesen sein mögen – heutzutage nicht mehr möglich sind. Die vielen Vorbilder eines informierten Assistenten

rund um den Erdball und die zunehmende Spezialisierung bringen es mit sich, dass Hierarchie nicht mehr ausschließlich durch fachliche Kompetenz und Überlegenheit in allen Belangen geprägt sein kann. Vorteilhaft sind solche Attribute für einen Vorgesetzten dennoch allemal und sollten nicht übersehen werden, neben den erforderlichen Managementqualitäten, dem medizinisch-wissenschaftlichen Gewicht und dem Aufbau eines motivierenden Arbeitsklimas. Dies ist als Leitbild auch für die Mitarbeiter bestens formuliert im Zitat von K. Bergdolt: [3] „Nicht der, welcher seinen Ruhm allein aus seiner Labortätigkeit zieht, ist der gute Chirurg, sondern derjenige, welcher den praktisch-technischen Anforderungen des Alltags (…) gewachsen ist und auch ethischen Fragen nicht ausweicht. Dass dies vor allem dann der Fall sein wird, wenn (…) der Arzt über eine breite theoretische Ausbildung verfügt, wenn er die Chirurgie damit als Wissenschaft und nicht als Handwerk begreift, liegt auf der Hand".

Fairness, auch für den Chirurgen kann dem Fach den Personalstand erhalten, der zahlenmäßig in Deutschland ernstlich bedroht ist [5, 9]. Nach M. Rothmund gibt es im Wesentlichem 5 Gründe, die den Abiturienten von der Wahl des Arztberufes abhalten: lange und ungünstige Arbeitszeiten, erhebliche physische und psychische Belastung, schlechte Bezahlung, Zwang zu arztfremden Tätigkeiten und schlechte Karrierechancen und Endpositionen. Fairness und Förderung speziell für die Chirurgie sehe ich in größtmöglicher Mitarbeiterzufriedenheit, adäquater Entlohnung,

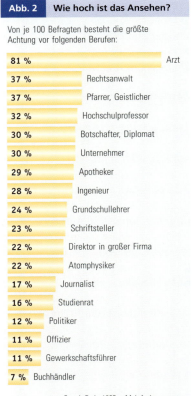

Abb. 2 Wie hoch ist das Ansehen?

Von je 100 Befragten besteht die größte Achtung vor folgenden Berufen:

%	Beruf
81 %	Arzt
37 %	Rechtsanwalt
37 %	Pfarrer, Geistlicher
32 %	Hochschulprofessor
30 %	Botschafter, Diplomat
30 %	Unternehmer
29 %	Apotheker
28 %	Ingenieur
24 %	Grundschullehrer
23 %	Schriftsteller
22 %	Direktor in großer Firma
22 %	Atomphysiker
17 %	Journalist
16 %	Studienrat
12 %	Politiker
11 %	Offizier
11 %	Gewerkschaftsführer
7 %	Buchhändler

Stand: Ende 1995 – Mehrfachnennungen
Quelle: Allensbach

Berücksichtigung der Frauen in ihren familiären Zielen und strukturierter Weiterbildung – ein häufiges Argument der nach Attraktivität der Chirurgie befragten deutschen Studenten. Mit dem persönlichen Bekenntnis, dass ich trotz aller Mühsal und gelegentlicher Ärgernisse und Rückschläge ein begeisterter Repräsentant meines Faches bin, möchte ich mich der Publikation von R.C. Thirlby anschließen: „The Top 10 reasons why general surgery is a great career" [11]. Wie einleuchtend und wie wahr!

Medien

Sich in den Medien wiederzufinden als Erfinder einer Methode oder im Rahmen einer (vermeintlich) erstmalig durchgeführten Operation oder nur als vorzeitige biografische Darstellung chirurgischer Bedeutung war zu allen Zeiten gleichermaßen vom Gefeierten gewünscht wie vom chirurgischen Publikum scheel angesehen. In den meisten Fällen fällt die Entscheidung leicht, ob ein Beitrag in den Medien mehr der Information der Öffentlichkeit oder mehr dem Image des Chirurgen dient. Die Österreichische Gesellschaft für Chirurgie hat sich am Chirurgenkongress 2004 in Klagenfurt dieses Themas angenommen. Wesentliche Richtlinien parallel zu den Vorgaben der Ärztekammer wurden von H.J. Böhmig [4] in seinem Referat „Der Chirurg zwischen Information und Werbung" kritisch zusammengefasst: Ein lediglich mit der Information verknüpfter Werbeeffekt ist statthaft, sofern auf jede unsachliche, unwahre oder das Ansehen der Ärzteschaft beeinträchtigende Information verzichtet wird. Außerdem sind fachliche Seriosität, gute Kollegialität und ärztlicher Anstand einzuhalten. Die Beurteilung des Informations- bzw. Werbeverhaltens des Chirurgen ist Aufgabe der Disziplinarbehörden. Im

Falle der Österreichischen Gesellschaft für Chirurgie ist das der Ehrenrat auf Ersuchen des Vorstandes. Leicht beizukommen ist schwarzen Schafen trotzdem nicht, umso mehr als eine Steuerung im Medium selbst mehr oder weniger unmöglich ist; und dort die Sensation – positiv wie negativ – sehr oft Priorität über den Wissenstransfer zur Öffentlichkeit besitzt. Erfreulicherweise sind in den letzten Jahren grobe Verstöße nicht vorgekommen. Für mich ungeklärt bleibt, ob man die aufgeklärte Öffentlichkeit nicht unterschätzt mit Meldungen – ganz willkürlich gewählt – wie: „Finger erfolgreich angenäht", oder „Krebs ist weg" und das am 1. postoperativen Tag (!) oder „Krebsimpfung erfolgreich".

Recht

Alle Beschwerden meine Abteilung betreffend gehen selbstverständlich über meinen Schreibtisch. Ich glaube, von mir behaupten zu können, problematische und komplizierte Verläufe fair zu beurteilen. Es ist keine Frage, dass die gerechte Beurteilung und Entschädigung, wo sie angebracht ist, einen Teil des guten Standards in der Medizin ausmacht. Dem wurde in der Vergangenheit nicht immer Rechnung getragen, und auch bei evidenten Verletzungen der chirurgischen Sorgfalt haben sich die Patienten zumeist mit der Erklärung der medizinischen Autorität zufrieden gegeben. So betrachtet, kann man den rechtlichen Beitrag zu Qualitätssicherung nicht übersehen.

Was in den letzten Jahren jedoch zunehmend zu beobachten ist, macht Sorge: kurz gesagt, dass versucht wird, aus therapieimpliziterten, nicht restlos vermeidbaren Komplikationen mit rechtlicher Hilfe und Ausnützung formaler Mängel wie z.B. Interpretationen der Aufklärung Kapital zu machen. Derzeit wird folgerichtig versucht, bestmögliche Absicherung herzustellen, allerdings, wie ich bemerke, mit einem Quäntchen gegenseitigem Misstrauen und nicht zum Vorteil des Arzt-Patienten-Verhältnisses. Auch wäre vorstellbar, dass bei Fortschreiten dieses Trends die Attraktivität des Berufes – derzeit in Österreich noch ungebrochen – Schaden nimmt. Und dass ein Ausufern des rechtlichen Drucks sich nur nachteilig auf das Gesundheitswesen auswirken kann, ist einleuchtend.

Fortschritt

Ob der Fortschritt (auch in der Chirurgie) wirklich ein „Schritt vom Menschen fort" ist, wie E. Kern [7] mahnend zu bedenken gibt, liegt an der Chirurgenschaft selbst, in ihrer Einstellung und dem Setzen von Prioritäten durch die Vorgesetzen. Ich glaube, man sollte die Segnungen des Fortschritts in Wissen, Technik und Machbarkeit nicht in Frage stellen, viel mehr sind es die sinnlosen ausufernden administrativen Tätigkeiten, die von gegenseitigem Misstrauen getragenen Maßnahmen zur bestmöglichen rechtlichen Absicherung und ein allzu rigides Arbeitszeitgesetz, die auf Kosten von den 3 Säulen humanitären Handelns gehen, nämlich Kommunikation, Zuwendung und Anteilnahme.

Derlei Mängel zu erkennen und so gut wie möglich gegenzusteuern, wo zu korrigieren ist, wird weiterhin unsere gemeinsame Aufgabe sein.

Nachhaltig irritieren können sie wohl kaum, sofern die Symbiose gelungen ist: alte Werte in neuem Umfeld.

Literatur:
[1] Ansorg J., „Was gibt es Neues in der Chirurgischen Weiterbildung und beim Logbuch?"In: Messmer-Jähne-Neuhaus. „Was gibt es Neues in der Chirurgie? Jahresband 2007, 361–368, Ecomed, Medizin
[2] Bauer H., „Das Bild der Chirurgie in der Öffentlichkeit". Der Chirurg (1998) 69:1292–1299
[3] Bergdolt K., „Das Berufsbild des Chirurgen – aktuelle und historische Aspekte". Der Chirurg, BDC (2006) 45:133–164
[4] Böhmig H.J., „Der Chirurg zwischen Information und Werbung". Vortrag „45. Österreichischer Chirurgenkongress" (2004)
[5] Fendrich V., „Weichenstellung im Studium". Der Chirurg, BDC2 (2007):M56–59
[6] Keminger K., Roka R., „Komplikationen nach Ösophagusersatzplastiken". Zbl. Chirurgie (1977) 102:1136–1147
[7] Kern E., „Chirurgie in Deutschland vor, während und nach dem Zweiten Weltkrieg". Minimal Invasive Chirurgie (2008) 17:41–46
[8] Musselman L.J., MacRae H.M., Reznick R.K., Lingard L.A., „You learn better under the gun: intimidation and harassment in surgical education". Medical Education (2005) 39:926–934
[9] Ochel U.A., „Wie sieht die Chirurgie im Jahr 2020 aus?" Der Chirurg BDC 12 (2007) 12:410–413
[10] Siewert R., „Alles Zentrum" – „wodurch sind Zentren definiert und worin liegen ihre prinzipiellen Aufgaben?" Vortrag „48. Österreichischer Chirurgenkongress (2007)
[11] Thirlby R.C., „The top 10 reasons why general surgery is a great career". Arch Surg (2007) Vol. 142:423–429
[12] News 4 docs-Coverthema: „Feindbild Arzt? Eine Dimension des Arztseins". News 4 docs (2008) 4:3–5

Die Chirurgie in Österreich – Gegenwart und Zukunft

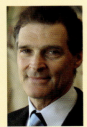

Prim. Univ.-Prof. Dr. Albert Tuchmann
Chirurgische Abteilung
SMZ Floridsdorf,
Wien

Gegenwart und Zukunft haben ihre Wurzeln in der Vergangenheit. Ohne Würdigung der Vergangenheit, im konkreten Fall der 50 Jahre Österreichische Chirurgenkongresse, die auch mit 50 Jahren Österreichische Gesellschaft für Chirurgie einhergehen, soll weder der gegenwärtige Stand der Chirurgie festgehalten werden noch ein Ausblick in die Zukunft möglich sein.

Leistungen unserer chirurgischen Vorfahren

Die Würdigung der Leistungen unserer chirurgischen Vorfahren, die damals überwiegend Väter und nicht Mütter waren, ist durch zahlreiche Artikel dieses Buches geschehen, ohne Anspruch auf Vollständigkeit zu erheben. Die Österreichische Gesellschaft für Chirurgie kann auf die Leistungen der letzten 50 Jahre stolz sein, kein Fach oder keine Disziplin ist lobenswerter als die andere, trotzdem einige Beispiele: die Leistungen der Transplantationschirurgie, an Niere, Leber und Herz – Franz Piza, Raimund Margreiter und Ernst Wolner –, der Aufbau der Herzchirurgie in Österreich durch Fritz Helmer und Jan Navratil, die Fortschritte der Tumorchirurgie im Zusammenhang mit meinem verehrten Lehrer Alfred Priesching, die erste Lebertransplantation durch Hansjörg Böhmig, die Begründung der Unfallchirurgie durch Lorenz Böhler, die plastische Chirurgie mit Hanno Millesi ... vor allem aber die bahnbrechenden Arbeiten von Felix Mandl auf dem Gebiet der Vaguschirurgie, der Epithelkörperchen sowie der operativen Behandlung des Kniegelenkes.

Österreich vorne dabei:
in der Wissenschaft und in der chirurgischen Versorgung

Schließlich kann die österreichische Chirurgie im internationalen wissenschaftlichen Konzert eine beachtliche Rolle spielen. Die meisten Universitätskliniken und zahlreiche nicht-universitäre Chirurgen haben in den besten Journalen publiziert, z.B. Raimund Jakesz und Michael Gnant mit international führenden Studien über das Mammakarzinom, wobei letztere gezeigt haben, dass in einem kleinen Land nur durch Multicenterstudien entsprechende Fallzahlen erbracht werden können. Österreichische Chirurgen und Wissenschaftler können also in der Welt mitreden, ebenso in der endokrinen Chirurgie, Kolorektalchirurgie, Herzgefäßchirurgie, Grundlagenforschung usw.

Nicht nur der wissenschaftliche Stand nach 50 Jahren Österreichische Gesellschaft für Chirurgie und entsprechenden Jahreskongressen ist hoch, sondern auch die praktische Versorgung der österreichischen Bevölkerung. So hat die laparoskopische Cholecystektomie in unserem Land eine besonders große Verbreitung, genauso sind die Versorgung und die erzielten Ergebnisse beim Mammakarzinom in Österreich überdurchschnittlich gut im internationalen Vergleich. Gerade dieses Faktum haben die Vertreter der ÖGC als Argument gebracht, als es galt, Brustbehandlungszentren nach europäischem Maß auch in Österreich zu etablieren. Ob die Zukunft den ausschließlichen Brustarzt oder Mammachirurgen (Mastologen) bringen wird, lässt sich derzeit nicht absehen.

Was wird die Zukunft bringen?

Die Überlegungen der Chirurgie für die Zukunft gehen dabei in Richtung wissenschaftliche Aspekte, Überlegungen der praktischen chirurgischen Versorgung der Bevölkerung sowie Argumentationen im Bereich Soziales, Ökonomie, Lifestyle usw.

Wie werden Herz-Kreislauf-Erkrankungen in Zukunft in Österreich versorgt, gibt es genug Spenderorgane, wie wird sich die Klappenchirurgie entwickeln, wie die Roboterchirurgie, die minimalinvasive Chirurgie? Und wer wird das bezahlen?
Ähnliche Fragen stellen sich in der Krebschirurgie: Die neoadjuvante Therapie wird sich etablieren, Tumorboards werden sich zu selbstverständlichen Institutionen entwickeln, die Tumorchirurgie in kleineren Häusern wird damit unmöglich werden. Die Kosten werden zweifellos explodieren.

Wird sich NOTES oder SILS ausbreiten? – Eine Frage, die in den nächsten Jahren geklärt wird. Ich erinnere an das Aufkommen der laparoskopischen Chirurgie, 1987 Erstbeschreibung durch Philippe Mouret aus Lyon. Damals sagten meine Lehrer, das werde sich nie durchsetzen, warum eine 100 Jahre bewährte Operation (erste Cholecystektomie durch Carl Langenbuch in Berlin 1892) durch ein „experimentelles Verfahren" ersetzen. – Die jüngere Vergangenheit hat anderes bewiesen …

Aufgrund der zunehmenden Prävalenz der morbiden Adipositas auch in unserem Lande wird der bariatrischen Chirurgie (siehe frühere Publikationen von Karl Dinstl) immer größere Bedeutung zukommen, siehe Artikel Stefan Kriwanek in diesem Buch.
Die höhere Lebenserwartung führt vermehrt zu Operationen, auch Schwerstoperationen, bei 80- und 90-Jährigen. Nicht das Alter per se stellt den Risikofaktor bei diesen Patienten dar, sondern die Komorbiditäten. Dieser Umstand ist nicht nur eine Herausforderung für Chirurgie und Anästhesie, sondern auch hinsichtlich der Kosten – in Gegenwart und noch mehr in der Zukunft.

Spezialisten und Alleskönner

Mindestmengen und Kompetenzzentren (Siewert) werden die Diskussionen im Gesundheitssystem weiter beleben. Die Österreichische Gesellschaft für Chirurgie hat in diesem Sinn 2006 eine Evaluationsstudie für Ösophaguskarzinom, Pankreaskarzinom, Leberchirurgie, tiefes Rektumkarzinom mit vierjähriger Laufzeit begonnen, wobei die Mindestmenge mit fünf Fällen pro Jahr definiert wurde. – Man kann sich vorstellen, dass sich die chirurgische Landschaft ab dem Jahr 2010 ändern wird und der „Alleskönner" weiter in den Hintergrund gedrängt werden wird. Aus zahlreichen Publikationen gehen bessere Ergebnisse an sogenannten High-Volume-Zentren für bestimmte Eingriffe (Magenkarzinom, Pankreaskarzinom) hervor.

Die Innere Medizin hat die Frage „Alleskönner oder Spezialist?" bereits längst zugunsten des Spezialistentums geklärt. Ein guter Beleg dafür ist der diesjährige Gemeinschaftskongress mit den österreichischen Gastroenterologen, die sich längst von der Inneren Medizin abgespalten haben, obwohl sie selbstverständlich immer noch Internisten sind.

Bereits mein erster Chef, Prof. Paul Fuchsig, hat die Spezialisierung erkannt. Zwischen 1961 und 1971 entstanden aus ehemaligen Stationen der ersten chirurgischen Universitätsklinik eigenständige Universitätskliniken oder klinische Abteilungen, wie Urologie, Neurochirurgie, Mund-Kiefer-Gesichts-Chirurgie, später Unfallchirurgie, Kinderchirurgie und plastische Chirurgie und in einer letzten Spezialisierungswelle beim Umzug in das neue AKH Herz-Thorax-Chirurgie, Gefäßchirurgie und Transplantationschirurgie.

Blickt man über den großen Ozean, so war die Spezialisierung bereits vor 25 Jahren weit fortgeschritten. Der derzeitige Präsident (A. T.) hospitierte 1986 an einigen amerikanischen Kliniken (Cleveland Clinic, Mayo Clinic, MGH). Dort gab es Abteilungen für kolorektale Chirurgie, und das damals schon seit vielen Jahren.

Schöne Aussichten?

Zweifellos – und darauf weisen Ausbildungsordnungen in Schubladenbereitschaft hin – wird es in Zukunft auch in unserem Land Spezialabteilungen für onkologische, koloproktologische, hepatobiliäre und endokrine Chirurgie geben. Die diesbezügliche Ausbildungsordnung sieht für das Fach Chirurgie vor: zwei Jahre allgemeine Ausbildung (Common Trunk), vier Jahre im Hauptfach Chirurgie und Erlangung des Facharztes, dann Erlangen des Additivfaches Viszeralchirurgie innerhalb von zwei bis drei Jahren, dann weitere Spezialisierung in z.B. chirurgischer Onkologie (2–3 Jahre). Daraus lässt sich unschwer schließen, welch schwierigen Weg ein frischer Medizin-Promovent zu beschreiten hat: Nach Zulassungsprüfung, fachlich und organisatorisch anstrengendem Studium Wartezeit auf eine Ausbildungsstelle, 12 Jahre Ausbildungszeit zum Chirurgiespezialisten – dann ist es bis zur Pensionierung nicht mehr allzu weit …

Bei unseren deutschen Nachbarn ist die Entwicklung ähnlich, nur dass man dort unter Common Trunk wieder etwas anderes versteht. In Deutschland wurde nach jahrelangen Geburtswehen die Deutsche Gesellschaft für Allgemein- und Viszeralchirurgie gegründet, die eine der 8 Säulen innerhalb der Deutschen Gesellschaft für Chirurgie darstellt. Bei uns ist es derzeit noch einfacher, weil die Allgemeinchirurgen in der ÖGC das Sagen haben und 22 assoziierte Fachgesellschaften um sich scharen. Die deutschen Kollegen mussten zuletzt die Unfallchirurgie der Extremitäten aus der Allgemeinchirurgie abgeben. Andererseits wurden in Deutschland Unfallchirurgie und Orthopädie zusammengeschlossen, einem internationalen Standpunkt folgend. – Bei uns (Österreich) wird nicht nur der letztgenannte Punkt heiß diskutiert, sondern auch um Brustchirurgie, Handchirurgie etc. munter geeifert. Schöne Aussichten …

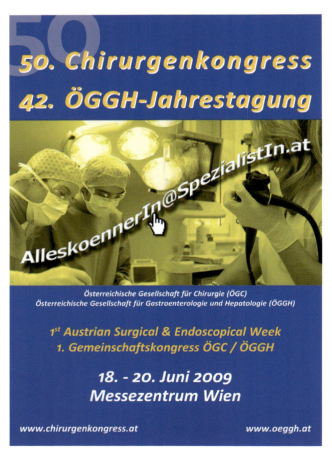

Die Daseinsberechtigung der Allgemeinchirurgie im Zeitalter der Spezialisierung ist unbestritten, da derzeit die chirurgische Versorgung der österreichischen Bevölkerung nicht anders möglich ist, vor allem in der akuten Situation. Doch wurden – genauso berechtigt – prominente Stimmen laut hinsichtlich der fraglichen Zukunft der Allgemeinchirurgie (Raimund Jakesz) sowie Hartwig Bauer, dem Generalsekretär der Deutschen Gesellschaft für Chirurgie in einem Interview („Niemand will die Allgemeinchirurgie abschaffen"). Der Jubiläumskongress 2009 trägt allein schon durch sein Leitthema *AlleskönnerIn@SpezialistIn.at* diesem Umstand Rechnung.

Probleme der Ausbildung und der Weiterbildung beschäftigen die Chirurgie. Massive Nachwuchsprobleme in der Chirurgie gibt es bereits in Deutschland (Siewert, Süddeutsche Zeitung 2007), auch Österreich wird folgen. Gründe für Chirurgenmangel sind (Siewert, Moreno-Gonzalez): lange Ausbildung, große psychische und physische Belastung, schlechte Bezahlung, fehlendes Freizeitmanagement, dürftige Ausbildungsmöglichkeiten, überbordende Bürokratie, zunehmende Präsenz von Sensationsjournalismus, Patientenanwalt und Gerichten, Probleme mit der Nebenbeschäftigung. Den Rest steuert noch das Arbeitszeitgesetz bei: Wie soll ein junger Chirurg bei einer 40-Stunden-Woche und derzeit 4,5 Jahren im Hauptfach Chirurgie das Handwerk erlernen?

Schließlich tragen juristische Grundsätze in der Aufklärung und Datenschutz noch das Ihre dazu bei, dem Chirurgen das Leben nicht gerade leichter zu machen. Ein ärztliches Gespräch vor einer Operation war wohl auch vor 50 (in meinem Fall 36) Jahren selbstverständlich, in den letzten Jahren sind an die Stelle von Vertrauen in den Chirurgen umständliche juristische Aufklärungsmodalitäten getreten.
Der Vergleich mit dem Flugverkehr ist ein provokatives Lieblingsthema des Präsidenten: Wird man beim Einchecken jemals darauf aufmerksam gemacht, dass das Flugzeug abstürzen könnte, dass man verletzt werden kann, dass das Gepäck verloren gehen kann? – Der durchaus positiv motivierte Chirurg muss jedem seiner Patienten mitteilen, dass er durch die von ihm durchgeführte Operation schwer zu Schaden kommen, das Leben verlieren kann, die Invalidität möglich sei usw. Andererseits ist die Wahrscheinlichkeit, im Flugzeug zu sterben, etwa 1 zu mehreren Millionen, im Krankenhaus, ad exitum zu kommen 1 : 200. Ich kann aber noch eines draufsetzen: Wird man beim Kauf oder der Miete eines Pkw aufmerksam gemacht, dass man durch diesen Pkw Menschenleben zerstören kann, aber auch als Insasse dieses Pkw unschuldig Schaden erleiden und auch sein Leben verlieren könne? – Die Verrechtlichung unseres sozialen Gefüges schützt zwar den Schwächeren (Patient, Konsument, Kind vor der Prügelstrafe usw.), bringt jedoch Kälte, Unsinnigkeiten und Kosten mit sich.

Die Finanzierbarkeit des Gesundheitswesens und damit auch der Chirurgie ist ein eigenes Kapitel. Man ringt jahrelang um sicheres Equipment für die laparoskopische Chirurgie, das letzten Endes nur der Sicherheit von Patient und Arzt, aber keineswegs dem Luxus dient. Die Problematik der Methodenvielfalt z.B. in der Hernienchirurgie, aber auch in der Gallen- und Darmchirurgie (laparoskopisch oder offen) trägt zusätzlich zum Stress bei der Aufklärung aber auch zur Verteuerung des Systems bei, in dem die technische Ausstattung für alle Methoden vorhanden sein muss, um dem Patienten die höchste Qualität bieten zu können.

Zur Zukunft unserer Kongresse

Wie werden sich Chirurgenkongresse – insbesondere der Österreichische – entwickeln? Noch vor einigen Jahren gab es große Feste an jedem Kongresstag, heute regieren Eucomed-Grundsätze und Antikorruptionsgesetz. Präsidentenessen werden zu Expertenmeetings, Gesellschaftsabende zu Kongressabenden. Stadtbesichtigungen und kulturelle Events werden aus dem Kongressprogramm herausgenommen. Wenn die Kongresskultur leidet, so werden auch Kommunikation und Weiterbildung zu kurz kommen. Virtuelle Kongresse mittels Telekommunikation sind derzeit undenkbar, ebenso Online-Diskussionen.

Wirtschaftskrise, allgemeine Restriktion und Antikorruptionsgesetz spielen für die Ausrichtung medizinischer Kongresse eine große Rolle. Die Auswirkungen für die Zukunft sind unklar. Der 50. österreichische Chirurgenkongress soll dessen ungeachtet in angemessenem Rahmen und Würde begangen werden.
Bei unserem 50. Jubiläumskongress steht die Kooperation mit der Österreichischen Gesellschaft für Gastroenterologie und Hepatologie im Mittelpunkt. Die Zusammenlegung von zwei Jahrestagungen verschiedener Fachgesellschaften sollte zur Ökonomie beitragen. Gleichermaßen sind die Kosten gestiegen. Vor allem das Einbeziehen der klinischen Onkologie konnte einige Sponsoren begeistern. Beim diesjährigen Kongress stehen daher klinische Sitzungen im Mittelpunkt, maßgeblich zu den Themen Lebertumoren, Pankreas interdisziplinär und Ösophagus. Als Kongresshöhepunkte verstehen sich vier Expertenforen, bei denen die besten Vertreter aus dem deutschen Sprachraum referieren. Allgemeine Sitzungen sind diesmal in der Minderzahl. Von den gängigen Themen werden zwar Hernien und proktologische Erkrankungen geboten, andere Sitzungen des „einfachen Mannes" wie Appendizitis, Cholelithiasis, akutes Abdomen und Ileus fehlen diesmal.

Der Präsident ist der Meinung, dass der Österreichische Chirurgenkongress nicht jedes Jahr dasselbe Spektrum bieten möge. Für die Weiterbildung der KollegInnen haben sich die diesjährigen Organisatoren (Tuchmann, Renner, Wiener medizinische Akademie) etwas Besonderes einfallen lassen: die 1st Austrian Surgical and Endoscopical Week mit Hospitationen in 20 Wiener Spitälern. Unsere gastroenterologischen Freunde haben für den Gemeinschaftskongress einen hervorragenden Postgraduierten-Kurs (4 Sitzungen) aufgeboten sowie ein ausgezeichnetes interdisziplinäres wissenschaftliches Programm, Gastroenterologie und Chirurgie. Außerdem wird den Kongressteilnehmern erstmals ein Kinosaal für die gesamte Kongresszeit angeboten, in dem ausgewählte HDTV-Videos als Endlosschleife laufen.
Auch die Kongresslokalisationen sollten sich in einem kleinen Land wie Österreich nach Meinung vieler möglichst auf zwei beschränken. In Deutschland findet der Chirurgenkongress an zwei Orten (Berlin, München) statt, in den USA an drei (San Francisco, Chicago, zukünftig Washington DC). Auch diese Ökonomisierung würde von Industrie und Kongressorganisation begrüßt werden.

Es gibt eine Fülle neuer Ideen für zukünftige österreichische Chirurgenkongresse, deren gemeinsames Ziel Kooperation und/oder Ökonomie heißt: Zusammenlegung mit anderen Ländern, Fachgesellschaften, internationale Ausschreibung, reiner Einladungskongress, Kongress und Workshops usw.
Nach diesen Überlegungen über Wissenschaft, Ausbildung, Spezialisierung, Hoffnungen und Ängste, in Gegenwart und Zukunft möchte der Präsident an die doch häufig gelebte Begeisterung für das Fach Chirurgie erinnern. Dazu passt der Satz des Präsidenten der Amerikanischen Chirurgengesellschaft (American College of Surgeons) 2007 Dr. Gerald E. Healy, gerichtet an die neuen Fellows:

„Patients do not care how much You know
until they know how much You care."

Vom Handwerk zur Wissenschaft – 50 Jahre Chirurgie aus akademischer Sicht

Die Entwicklung der Chirurgie in den letzten 50 Jahren war durch zwei miteinander verzahnte, aber teilweise auch gegenläufige Entwicklungen gekennzeichnet: erstens die technische Revolution der perioperativen Medizin, und zweitens die Akademisierung der chirurgischen Wissenschaft durch einen weiteren Ausbau der systematischen klinischen Forschung, aber auch die Entwicklung chirurgisch-experimenteller Einheiten an den großen Kliniken.

Ist alles Machbare auch sinnvoll?

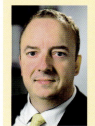

Univ.-Prof. Dr.
Michael Gnant
Stv. Vorstand der
Universitätsklinik
für Chirurgie Wien

Was die technische Entwicklung in den letzten 50 Jahren betrifft, so ist es in Wahrheit durch eine Weiterentwicklung der perioperativen Medizin, insbesondere auch die Entwicklung, Weiterentwicklung und die spektakulären Fortschritte der Anästhesie und der Intensivmedizin, die in dieser Zeit ja auch endgültig als eigene Fächer definiert wurden, zur Ermöglichung operativer Eingriffe in bis dahin ungekannter Größe gekommen. Letztlich hat erst diese Veränderung des Umfelds auch chirurgische Großeingriffe bis hin zu multiviszeralen Resektionen und daraus folgend auch entsprechende Behandlungsergebnisse in vielen Gebieten der Chirurgie ergeben.

Parallel zur technologischen Revolution in der Gesellschaft, wo Ereignisse wie Mondlandung, Kernkraftnutzung und Computertechnologie die Gesellschaft eine Zeit lang glauben ließen, alles irgendwie technisch Machbare sei nicht nur möglich, sondern auch sinnvoll, wurde in der Chirurgie der 60er, 70er und 80er Jahre des vergangenen Jahrhunderts letztlich die Indikationsstellung und der technische Fortschritt weiter bis zum Äußersten vorangetrieben. Eingriffe mit geplanten dutzenden Transfusionen, artifiziellem Multiorgansupport und wochenlangen Intensivaufenthalten wurden möglich und an vielen Standorten der österreichischen Chirurgie auch mit großem Engagement durchgeführt.

ChirurgInnen als InitiatorInnen des Fortschrittes

In vielen Behandlungsgebieten waren – wie so oft in der Medizingeschichte – ChirurgInnen die InitiatorInnen dieses Fortschrittes. Innerhalb des Fachgebietes kam es aufgrund der neuen Möglichkeiten, aber auch der Notwendigkeit ausgewiesener Spezialkenntnisse, zur beginnenden inneren Strukturierung und der wesentlichen Neuentwicklung von wichtigen Teilgebieten, wie zum Beispiel der Transplantationschirurgie, der chirurgischen Onkologie etc.

Parallel dazu ist zu beobachten, dass der Chirurg als empathisch patientenverantwortlicher Arzt in vielen dieser Gebiete auch gezwungenermaßen veranlasst war, die Gesamtbetreuung der Patientinnen von der exakten Indikationsstellung bis zur Nachbehandlung umfassend zu übernehmen, zu entwickeln und zu definieren, was gerade durch die nunmehr möglichen risikoreichen Großeingriffen auch dem ethischen Anspruch der Behandelnden entsprach.

In dieser Zeit begann aus letztlich den gleichen Gründen auch die Abgrenzungsnotwendigkeit zu konservativen Partnerfächern, die zum Teil über Konflikte, zum Teil in beispielhafter Interdisziplinarität an vielen österreichischen Institutionen grundgelegt wurde.

In den 80er und 90er Jahren des vergangenen Jahrhunderts wurde allerdings insbesondere durch die in der Chirurgie traditionell seit Jahrhunderten vorhandene Qualitätskontrolle durch regelmäßige Fallberichte und systematische Zusammenstellung von Behandlungsergebnissen relativ rasch klar, dass der technische Fortschritt des Machbaren als alleiniges Maß für die Zukunft ungeeignet war.

Perioperative Letalitäten bei bestimmten Eingriffsgruppen von 20 bis 30 %, die in der damaligen Zeit als notwendiger „Risikoeinsatz" akzeptiert worden sind, wurden zu Recht rasch – und sind bis heute – undenkbar. Wiederum waren vor allem die chirurgischen Abteilungen, die durch die Implementierung der parallel schrittweise verfügbar werdenden elektronischen Möglichkeiten (vom Großrechner über den Personalcomputer bis hin zur heute üblichen internetbasierten Technologiegesellschaft) begannen, sich mit der systematischen Befassung von Outcome-Parametern zu beschäftigen. Manche heute noch geführten Diskussionen über die Notwendigkeit der Einführung von Qualitätsmanagementsystemen in der Medizin können aus Sicht der Chirurgie nur belächelt werden, da solche Erfassungs-, Reevaluierungs- und Reaktionssysteme seit langer Zeit zum selbstverständlichen Armamentarium der chirurgischen Disziplin gehören.

Es ist neuerlich ChirurgInnen als SchrittmacherInnen zu danken, die – ausgehend von den Universitätskliniken – begannen, sogar wertvolle Planstellen von „Operationszöglingen" umzuwidmen, um Statistiker und Datenerfassungspersonal anzustellen. Es kann nicht genug beachtet werden, dass die Karrieren zahlreicher heute die akademische medizinische Biometrie tragenden Ordinarii jenes Fachgebietes als Assistenten chirurgischer Kliniken begannen.

Ähnlich vorausschauend – und neuerlich mit der Methodik der Planstellenumwidmung – wurden an den chirurgischen Universitätskliniken schrittweise Forschungsabteilungen etabliert, die bis heute nicht nur für die Chirurgie, sondern weit darüber hinaus Grundlagenforschung und translationale Forschung, teilweise auch erfolgreich auf globaler Ebene, höchst erfolgreich betreiben.

Im letzten Drittel der abgelaufenen 50 Jahre kam es neuerlich zu einer technologischen Revolution durch die Entwicklung und die spektakulären Fortschritte der minimalinvasiven Chirurgie, letztlich ähnlich wie bei der Entwicklung von Großoperationen in den 70er Jahren – es stellen sich allerdings die gleichen Fragen: Ist das Machbare auch sinnvoll? Ist das Spannende und Herausfordernde auch im zunehmend restriktiver werdenden ökonomischen Kontext als Standard zu definieren?

Chirurgische Erfolge als Herausforderung

Nachdem im vielen dieser Bereiche ChirurgInnen wie dargestellt Schrittmacherfunktionen ausgeübt haben, stellte sich andererseits der chirurgische Erfolg in so vielen Gebieten in dieser Zeit als neue Herausforderung dar: Wie viel Zeit darf ein Chirurg/eine Chirurgin, außerhalb des Operationssaals verbringen? Welche Rolle und welchen Stellenwert dürfen Vorbehandlung, Nachbetreuung, Forschungsarbeiten und Qualitätsmanagementaufgaben im Arbeitstag erfüllen? Wie gelingt die integrative Ausbildung, auch die Zeiten unaufhaltsamer Spezialisierung?

Für diese Fragen wurden an unterschiedlichen Stellen unterschiedliche Lösungswege gewählt, wobei sich als grundsätzlich geeignetes Rezept die Entwicklung interdisziplinärer Behandlungsstrukturen wohl zu Recht entwickelt hat. Diese führt allerdings auch zur Gefahr des Kompetenzverlustes und zum – im Lichte der historischen Entwicklung fast absurden und jedenfalls manchmal schmerzlichen – Zurückdrängen der eigentlichen Schrittmacher in einzelnen Fachgebieten, in einigen Fällen sogar zur drohenden Verdrängung von ChirurgInnen aus dem Behandlungsablauf.

In der klinischen Forschung wurden in diesen 50 Jahren prospektive klinische Studien als erkenntnistheoretischer Standard definiert. Wieder waren es in zahlreichen Fachgebieten ChirurgInnen, die hier durch den der Chirurgie innewohnenden systematischen Ansatz und die traditionell geübte schonungslose Ergebnistransparenz als Schrittmacher bei der Entstehung von Dokumentationszentren und Studienzentralen wirkten.

Zusammenfassend lässt sich aus meiner Sicht feststellen, dass die Betrachtung und Analyse der letzten 50 Jahre die Problemfelder, aber eben auch die Lösungsansätze für die nächsten 50 Jahre hervorragend definiert:
Wie kann es gelingen, die Einheit des Faches mit der gemeinsamen Grundausbildung technischer Fertigkeiten, noch viel wichtiger aber der Ausbildung „chirurgischen Denkens" in Zeiten der notwendigen und unaufhaltsamen Spezialisierung und Differenzierung des Faches zu bewahren?
Wie kann im heute gegebenen Arbeitsumfeld jenen jungen Menschen, die sich für den wunderbarsten aller Berufe entscheiden, gleichzeitig sowohl die nötigen technischen Fertigkeiten als auch der kompromisslose Zugang zum eigenen Behandlungsergebnis, vor allem aber auch die nötige Liebe zum ultimativen Subjekt unseres Bemühens, dem leidenden Menschen, mitgegeben werden?

Die chirurgische Ausbildung als Reflexion von Entwicklungsprozessen chirurgischer Schulen und Tradition

Die akademische Ausbildung ist in unserem Kulturkreis seit jeher durch traditionelle Formen, im Sinne eines Meister-Schüler-Verhältnisses, verankert. Der Schule, in ihrer althergebrachten Bedeutung, ist dafür eine entscheidende Rolle zugeordnet gewesen. Das Thema chirurgische Schulen, Ausbildung und chirurgische Tradition, lässt kaum Alternativen als jene, die Geschichte zu bemühen.

Historie der chirurgischen Schulen und der Weg in die moderne Chirurgie

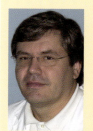

o. Univ.-Prof. Dr.
Hans-Jörg Mischinger
Klinische Abteilung
für Allgemeinchirurgie
Universitätsklinik für
Chirurgie, Graz

Im Wesentlichen hatten Chirurgen-Schulen die Aufgabe „handwerklich" auszubilden und Bildungsinhalte zu vermitteln. Denkweisen wurden unter Berücksichtigung überbrachter ethischer Gesinnung und Verhaltensweisen transportiert und sowohl durch die Persönlichkeit der Lehrer als auch durch deren Autorität getragen. Die Art der chirurgischen Prägung galt als Ausdruck der jeweiligen Chirurgenschule, die sich gegenüber anderen in ihren Inhalten und Meinungen entsprechend abgrenzte.
Durch die bestehende Konvention, dass Schüler sowohl Wissen als auch Verhaltensweisen weitergetragen haben, wurde diesem System Nachhaltigkeit verliehen. Dies hatte Billroth, rückblickend auf sein Lebenswerk, auch zum Ausdruck gebracht: *„Was mir am meisten Freude in meinem reichen Leben gemacht hat, ist die Gründung einer Schule, welche sowohl in wissenschaftlicher wie in humanitärer Richtung mein Streben fortsetzt und ihm dadurch etwas Dauer verschafft."* (**Abb. 1**).
Die berühmteste medizinische Schule der Antike ist wohl auf Hippokrates zurückzuführen. Er ist der Begründer der rational-empirischen Medizin – also der wissenschaftlichen Medizin – und gilt als der „Vater der europäischen Heilkunde". Er brach mit dem religiös-magi-

schen Krankheitsverständnis. Seine Lehren vermittelten ein rationales Denken und verkörperten heute wie in der Antike das Leitbild des idealen Arztes, der wissenschaftliches Denken mit philosophischer Betrachtungsweise, ärztlicher Erfahrung und hohem ärztlichen und menschlichen Ethos verbindet.

Ein für die chirurgische Weiterentwicklung enormer Innovationsschub war die Entdeckung der betäubenden Wirkung von Äther 1818 durch den Engländer M. Faraday sowie die Etablierung der Chloroformnarkose und der Lachgasnarkose (1844) durch J. Simpson bzw. H. Wells. Die Einführung der Antisepsis (1867) und Asepsis ist eng mit dem Chirurgen J. Lister und dem Gynäkologen (Geburtshelfer) I. Semmelweis verbunden, deren grundlegende Erkenntnisse den entscheidenden Schritt in die moderne Chirurgie ermöglichten.

Die Chirurgen-Schulen im heutigen Verständnis sind in der Mitte des 19. Jahrhunderts entstanden. Die bekanntesten in Deutschland und Österreich hatten herausragende Promotoren, wie von Langenbeck in Berlin und Billroth in Wien, die für die Entwicklung der Chirurgie nicht nur national, sondern europaweit von eminenter Bedeutung waren.

Neben der Vermittlung von Wissen und Weitergabe von Erfahrungen war die Einbringung von naturwissenschaftlichem Denken der entscheidende Schritt dieser Pioniere. Sie brachten die Chirurgie weg vom alleinigen Handwerk und vermittelten ihr den Status einer gleichberechtigten, wissenschaftlichen Fachrichtung. Es war der Beginn jener chirurgischen Epoche, in der naturwissenschaftlicher Fortschritt für die Patienten nutzbar gemacht wurde. Die ideologischen Inhalte seiner Chirurgen-Schule subsumierte Langenbeck so: *„Von der Physiologie zur Chirurgie, von dem Mikroskop zum Resektionsmesser – darin liegt die Bürgschaft für die Gründung und Erhaltung der Chirurgie auf wissenschaftlichem Boden, für ihre Förderungen allein durch die Mittel und Methoden der Naturforschung, Beobachtung nämlich und Experiment."*

Für die auszubildenden Ärzte war es nicht nur ein Privileg, in einer renommierten Schule ihre chirurgische Ausbildung absolvieren zu können, es war auch vorteilhaft: Je größer der Erfahrungsschatz, den sie aus der Klinik mitnehmen konnten, und je einflussreicher die Position ihres Lehrers war, desto besser konnten sie sich innerhalb des chirurgischen Genres positionieren.

Obwohl sich die Chirurgenschulen glanzvoll entwickelt hatten, gab es auch eine Kehrseite, über die – aus verständlichen Gründen – in der Literatur kaum Mitteilungen zu finden sind. Die streng hierarchische Gliederung ließ kaum Freiräume für eine individuelle Entwicklung und soziale Erfordernisse. Das Ausbildungskonzept war vorwiegend durch den Klinikalltag bestimmt, wodurch die klassische Form der Lehre mehr gelebt als gelehrt wurde. Richt- oder Leitlinien wurden meist mündlich transportiert und hatten im Rahmen chirurgischer Schulen eher lokale Bedeutung. Dass Entwicklungen auch zum Verlust der Äquivalenz vereinzelter Institutionen führten, unterstreichen Aussagen wie die des französischen Chirurgen Jean L. Faure, Präsident der Société de Chirurgie (1921): *„Es gibt nichts mehr zu tun, nichts mehr zu wagen. Mit tiefer Befriedigung stellen wir fest, dass wir heute den Höhepunkt der Chirurgie erleben."*

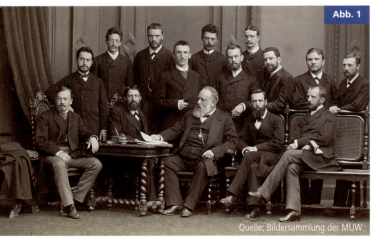

Abb. 1

Quelle: Bildersammlung der MUW

Theodor Billroth, Gründungsvater der Billrothschen Schule im Kreis seiner Schüler. Sitzend li. Viktor von Hacker (1852–1933), einer der ältesten und bedeutendsten Schüler Billroths, wurde 1903 an die Karl-Franzens-Universität nach Graz berufen. Aufgenommen Juli 1883.

Die Annahme, dass aus anerkannten Schulen zwangsläufig große Chirurgen hervorgegangen sind, bleibt unbelegt.

Einflussnahme des wissenschaftlichen Fortschrittes auf die heutige Form der Schule

Der Einfluss durch einen permanenten Wissens- und Kenntniszuwachs blieb über die Jahrzehnte jedoch nicht ohne Folgen auf den Fachbereich. Die Zeiten, wo ein Chirurg auf mehreren Teilgebieten wie Allgemeinchirurgie, Unfallchirurgie, Thoraxchirurgie, Gefäßchirurgie und eventuell auch noch anderen, Spitzenleistungen vollbringen konnte, gehören der Vergangenheit an. Diese kontinuierliche Entwicklung hin zur Spezialisierung hat die chirurgischen Schulen seit Beginn des 20. Jahrhunderts begleitet und war ohne Zweifel für die Forderung nach neuen Strukturen verantwortlich.

Die Bedeutung der chirurgischen Schulen im herkömmlichen Sinn ging dadurch immer mehr verloren, und mit der Änderung ihrer Stellung verringerten sich auch die Machtbefugnisse und die Einflussnahme deren Autoritäten. Den damit verbundenen Imageverlust definierte K.H. Bauer 1952 folgendermaßen: *„Der Chirurg von heute ist nicht mehr eine Sonderform des Grandseigneurs, die Demokratie stuft ihn nach seinem Wert innerhalb der sozialen Rangordnung."*

Der Generationenbruch mit dem Abbau von Autoritätsprinzipien und dem substanziellen Verlust traditioneller Wertvorstellungen hat unverkennbar zu gesellschaftlichen Veränderungen geführt. Somit hat die Institution „chirurgische Schule" und „chirurgische Tradition" während der letzten Jahrzehnte eine neue Dimension erhalten und zu einem Paradigmenwechsel geführt.

Plakativ und beispielhaft für eingreifende Veränderungen auf schulische Strukturen mit deutlichem Einfluss auf die Aus- und Weiterbildung war die Entwicklung der minimal invasiven Operationstechnik in den frühen 1980ern.

Die flächenbrandähnliche Ausbreitung der neuen Operationstechnik war durch eine finanzstarke produktorientierte industrielle Aufbereitung getriggert. Die hohe Akzeptanz in der Kollegenschaft wurde durch die auch medial stark unterstützte Erwartungshaltung der Patienten zusätzlich akzentuiert.

Empfehlungen oder Richtlinien großer Institutionen bzw. Schulen, denen u.a. die Aufgabe der Durchführung von Rezensionen neuer Operationstechniken obliegt, fehlten. Eigeninteressen und Versuche, persönlichen Vorteil daraus zu ziehen, führten zu kritikloser Indikationsstellung fernab jeglicher akademischen Evaluierung innerhalb von kontrollierten Studien. Die Universitäten haben sich jedenfalls, vielleicht auch aufgrund institutioneller Trägheit, nicht rechtzeitig der Evaluierungsprozesse angenommen. Zweifellos hat sowohl ihr spätes Reagieren als auch der rapide technische Fortschritt in seiner Komplexität wesentlich dazu beigetragen, dass essenzielle Abschnitte der chirurgischen Ausbildung nicht mehr allein in Händen akademisch ausgerichteter Institutionen lagen.

Da viele Lehrer der alten Schule in dieser Phase die benötigte Flexibilität für einen Neubeginn nicht mehr aufbringen wollten, wurde das entstandene Ausbildungsvakuum immer mehr durch die Industrie ausgeglichen und produktnah ausgerichtet.

Die Position des „Erfahrenen" gegenüber dem „Lernenden" hatte sich somit gewandelt. Mit dieser Umkehrung der Verhältnisse wurden letztendlich die herkömmlichen hierarchischen Gefüge durchbrochen. Zusätzlich hat falscher Stolz die Ängste gegenüber einer Nivellierung der autoritären Distanz geschürt. Die daraus resultierenden Interessenkonflikte haben nicht nur den Einfluss traditioneller chirurgischer Schulen gemindert, sondern auch zu fachpolitischen Spannungen geführt, die heute noch nachhallen.

Chirurgische Schulen heute

Der Begriff chirurgische Schule ist wohl als historisch einzustufen und im ursprünglichen Verständnis nicht mehr existent. Im Gegensatz zu der althergebrachten Bedeutung, die sehr wohl eine Abgrenzung gegenüber anderen Lehrmeinungen implementierte, wird es für die Neudefinition des Schulbegriffs zunehmend notwendig sein, diese traditionellen Grenzen zu verschieben.

Ein zentraler Punkt der Ausbildung war neben der Vermittlung von Kenntnissen die Weitergabe von Tradition in Form von Wertvorstellungen, getragen durch vorbildhaftes Verhalten des Lehrers. Obwohl durch den heutigen Wissensstand die historischen Leistungen relativiert werden, bleibt die Ausstrahlung damaliger Vorbilder bestehen. Vorbilder vermitteln wertvolle ärztliche Traditionen wie die Humanität und den Geist des Faches, genauso wie sie die Bürgschaft für den Bedarf an persönlicher Sicherheit übernehmen. Innerhalb der derzeitigen klinischen Strukturen scheint dies immer mehr verloren zu gehen. Nur ein Zusammenwirken aller chirurgischen Spezialgebiete, auf europäischer Ebene als „Common Trunk" definiert, kann dem Begriff Schule, in einer neuen, abstrahierten Form, Gültigkeit verleihen und so im Sinne der Zusammengehörigkeit den klassischen und zeitlosen Anspruch der Jugend nach Vorbildern sichern.

Die heutige Form der Ausbildung geht weit über das Handwerkliche hinaus. Die Anforderungen durch die verschiedensten Therapiemodalitäten verlangen zunehmend mehr Spezialwissen und Interdisziplinarität. Für die dazu erforderliche Standardisierung der Ausbildung innerhalb der Chirurgie wird die Zusammenführung von Experten in Form überregionaler akademischer Ausbildungsforen unerlässlich. Gleiches gilt, um den Stellenwert der Chirurgie in der Wissenschaft zu festigen. Die Bearbeitung wissenschaftlicher Problemstellungen wird sich immer seltener auf einzelne Schulen bzw. Kliniken beschränken. Vieles wird zunehmend überregional in Form nationaler und internationaler Studien abzuhandeln sein.

Zweifelsfrei wird dieser ungeheure Wandel nicht ohne Reflexion auf bestehende Strukturen bleiben, wobei sich ein Trend zu einer Zusammenführung artverwandter medizinischer Fachrichtungen in organorientierten Schwerpunktzentren (Brust- oder Darmzentrum) bzw. zu therapeutisch ausgerichteten Zentren z.B. Comprehensive Centers für Tumorerkrankungen abzeichnet.

Die dafür erforderliche Kompetenz muss durch das Fach in Form einer Spezialisierung abgedeckt sein, wobei die neue österreichische Ausbildungsordnung mit der Möglichkeit der Spezialisierung den richtigen Weg gewiesen hat. Wird die Spezialisierung in der skizzierten Form weitergeführt, werden sich die Zentren als Bindeglied erweisen und die bestehenden Fachgebiete wieder enger aneinanderführen bzw. Teilbereiche wieder an die Chirurgie binden.

Ausbildung heute

Bisher war der Arzt/die Ärztin in Ausbildung mit festgefahrenen hierarchischen Strukturen konfrontiert, bei einer vielfach fehlenden Gliederung der Ausbildung, die selbst eher als Gefälligkeit gesehen wurde. Ungeregelte Arbeitszeiten und schlechte Arbeitsbedingungen haben sicherlich nicht zur Attraktivität des Berufs beigetragen. Die Überfrachtung mit nicht-ärztlichen Tätigkeiten, die Einführung der Arbeitszeitregelung und Urteile des Europäischen Gerichtshofes dazu sowie die generelle Ökonomisierung mit einem hohen Druck nach Effizienz tragen zusätzliche Probleme in den chirurgischen Alltag. Diesen Fehlentwicklungen kann nur dadurch entgegengewirkt werden, dass die Ausbildung zu einer Kernaufgabe gemacht wird. Um dem Nachwuchs Perspektiven zu sichern, muss die Absolvierung und Erreichung der geforderten Inhalte in einem entsprechenden Zeitrahmen garantiert werden. Der Entwicklungsprozess innerhalb der einzelnen chirurgischen Fachrichtungen hat sich kontinuierlich entfaltet und sukzessive eine Neuorientierung und Neudefinition erforderlich gemacht. Die sich daraus ergebende Frage, fachliche Schwerpunkte als Spezialisierungen in eigenständige Gebiete umzuwandeln, hat nicht nur im deutschsprachigen Raum, sondern auch international Interesse erweckt und neue Denkprozesse und Modelle initiiert.

Gerade die Österreichische Gesellschaft für Chirurgie hat sich mit der 2007 in Kraft getretenen neuen Ausbildungsordnung bemüht, ein ausgewogenes Curriculum zu schaffen, das den Anforderungen auf

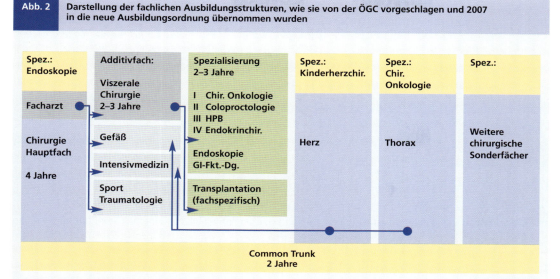

Abb. 2 Darstellung der fachlichen Ausbildungsstrukturen, wie sie von der ÖGC vorgeschlagen und 2007 in die neue Ausbildungsordnung übernommen wurden

Der dargestellte „Common Trunk" als 2-jährige Basisausbildung für alle chirurgischen Fächer steht noch zur Diskussion.

nationaler und europäischer Ebene gerecht wird. Zentraler Punkt der Rahmenbedingungen war die Harmonisierung der Ausbildung unter realistischen Gesichtspunkten mit Rücksichtnahme auf die Möglichkeit, sich zu spezialisieren und somit einem Auseinanderdriften beziehungsweise einer Aufsplitterung des Fachbereichs Chirurgie entgegenzusteuern (**Abb. 2**).

Der Werdegang des Chirurgen kann nicht ein- für allemal festgelegt werden, er hat sich kontinuierlich an der Entwicklung des Faches zu orientieren und anzupassen. Nur so können auch zukünftige Herausforderungen bewältigt werden.

Mit der Entscheidung, die nahezu prophetische Aussage des Wiener Chirurgen Johann Nepomuk Hunczovsky (1887) – „*In unione salus*" – in das Siegel der Österreichischen Gesellschaft für Chirurgie aufzunehmen, haben die Gründungsväter unserer Gesellschaft die Fragen nach unserer fachlichen und auch standespolitischen Zukunft bereits beantwortet. „*In der Einheit liegt das Heil*".

Zweifellos wird dieses Ziel auch in diesem Jahrtausend für uns Chirurgen seine Gültigkeit behalten.

Fortbildungsreferat bzw. Fortbildungsakademie der ÖGC

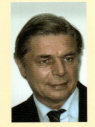

Univ.-Prof. Dr. Hans-Werner Waclawiczek
Vorsitzender der Fortbildungsakademie der ÖGC, Vorsitzender der fachspezifischen Prüfungskommission für Chirurgie der Österreichischen Ärztekammer

Wie 1975, also vor 34 Jahren, alles begann …

Bei der Vorstandssitzung im Rahmen des 16. Chirurgenkongresses der Österreichischen Gesellschaft für Chirurgie (ÖGC) in Salzburg unter der Präsidentschaft von Univ.-Prof. Dr. Hannes Steiner (damals Vorstand der 1. Chirurgie der Landeskliniken Salzburg) wurde das **Fortbildungsreferat der ÖGC** gegründet. Weitere Gründungsväter waren die Professoren bzw. damaligen Dozenten Böhmig, Brücke, Denck, Friehs, Fritsch, Judmaier, Margreiter, Gschnitzer, Kraft-Kinz, Rigler, Schima und Wolner, um nur einige Namen zu nennen. Der damalige langjährige Generalsekretär Prim. Dr. Erich Wayand koordinierte erfolgreich diese neuen Aktivitäten der ÖGC.

Die Absicht zur Gründung dieses Referates war die Einführung einer **freiwilligen Facharztprüfung**, wobei zur Vorbereitung für diese Prüfung **Fortbildungsseminare (FS)** vorgesehen waren. Man muss dem damaligen Präsidium für die seinerzeit schon ungemein fortschrittliche Weitsichtigkeit zur Etablierung von Richtlinien und Standards in der Diagnostik und Therapie chirurgischer Erkrankungen gratulieren. Vor 1975 gab es keine Operationskurse und Trainingszentren, der gängige Modus der chirurgischen Ausbildung war vielerorts „Learning by Watching" und unmittelbar darauf „Doing".

Somit waren die FS in Salzburg etwas Einmaliges und Essenzielles. Dieses ursprüngliche Konzept konnte aus heutiger Sicht voll verwirklicht werden.

Die Hauptaufgaben des Fortbildungsreferates (und seit einer Umbenennung im Oktober 2008 der Fortbildungsakademie) sind im Wesentlichen:
- die wissenschaftliche Leitung und Organisation der 3-mal jährlich stattfindenden **Fortbildungsseminare** in Salzburg (seit 1975 insgesamt 101 Seminare) und
- die Ausrichtung und wissenschaftliche Leitung der 2-mal jährlich stattfindenden gesetzlichen **Facharztprüfungen** (seit 1978 insgesamt 27 freiwillige und seit 2002 11 gesetzliche Prüfungen).

In Zukunft ist aber auch angedacht, gemeinsam mit der Paracelsus Medizinischen Privatuniversität (PMU) in Salzburg ein **chirurgisches Simulationszentrum** für minimal invasive und endoskopische Eingriffe an computergesteuerten Simulatoren zu etablieren. Der Sinn dieser Simulation in der Chirurgie ist, ähnlich wie bei der Pilotenausbildung Vitual-Reality-Situationen zu trainieren und ein Abschlusszertifikat zu erhalten. Dies wird wahrscheinlich auch in nicht allzu ferner Zukunft vom Gesetzgeber eingefordert werden

Fortbildungsseminare

Am 22. November 1975 fand das 1. Fortbildungsseminar (FS) der Österreichischen Gesellschaft für Chirurgie (ÖGC) im Kongresshaus in Salzburg mit etwas mehr als 100 Teilnehmern statt (**Abb. 1**). Seither sind 33 Jahre vergangen, und wir haben im Dezember 2008 das 100. Jubiläum dieser Veranstaltungsreihe mit einem Rückblick, einem Status quo und Zukunftsvisionen gebührend gefeiert.

Seither haben bereits mehr als 6 Chirurgengenerationen diese Seminare besucht. Nur sehr wenige andere wissenschaftliche Gesellschaften in Österreich bieten vor allem ihrem Nachwuchs eine so konstante und wissenschaftlich hochstehende Fort- und Weiterbildung an. Unsere befreundeten chirurgischen Gesellschaften der Schweiz und Deutschland beneiden uns um dieses Konzept, das bei ihnen in dieser Art und Weise u.a. auch aus pekuniären Gründen nicht durchführbar ist.

Ziele dieser FS sind
- die Präsentation allgemein gültiger Leitlinien und Standards auf allen Gebieten der Chirurgie
- unter Einbeziehung aller unter dem Dach der ÖGC vereinten Arbeitsgemeinschaften (6) und assoziierten Fachgesellschaften (16) und
- die Vermittlung des Basiswissens durch State-of-the-Art-Lectures vor allem für in Ausbildung stehende Chirurgen durch ausgewiesene Experten auf dem jeweiligen Spezialgebiet

In Zahlen. Seit 1975 haben 18.235 vorwiegend in Ausbildung stehende Chirurgen die über 100 FS besucht, was einer durchschnittlichen Teilnehmerzahl von 185 (+/− 10) entsprach. Die durchschnittliche Reichweite betrug über 90 %, d.h. dass Teilnehmer aus 105 der 118 chirurgischen Abteilungen kamen. 81 % der Zuhörer waren Ausbildungsassistenten und 19 % Fachärzte. Die KollegInnen stammten zu 62 % aus Standard-, zu 29 % aus Schwerpunktkrankenhäusern und zu 9 % aus Universitätskliniken.

Mehr als 220 zum Teil auch interdisziplinäre Themenkreise auch mit unseren assoziierten Gesellschaften und Arbeitsgemeinschaften, quasi vom Scheitel bis zur Sohle, standen auf dem Programm. Es war immer Zeit für rege und ausgiebige Diskussionen, keine Frage war zu dumm gestellt oder blieb unbeantwortet.

In einem 5-jährigen Zyklus wiederholen sich die wichtigen Themen, das entspricht in etwa der Ausbildungszeit für Chirurgie, sodass jederzeit in die Vortragsreihe eingestiegen werden kann. Mit den Assoziierten Fachgesellschaften der ÖGC werden regelmäßig Themenkreise unter „Wissenswertes für den Allgemeinchirurgen" (z.B. aus der Gefäßchirurgie) abgehandelt.

Ein weiterer wesentlicher Aspekt für den konstanten Besuch der Seminare durch Ausbildungsassistenten liegt auch darin, dass diese eine optimale Vorbereitung für die seit 2002 gesetzlich geforderte Facharztprüfung darstellen.

Ein herzlicher Dank gebührt auch allen mehr als 1.500 Moderatoren und Referenten, die sich immer kostenlos mit hochwertigen State-of-the-Art-Lectures zur Verfügung stellten. Knapp 10 % der Referenten waren Radiologen, Intensivmediziner, Anästhesisten, Gastroenterologen und Internisten. Als klassisches Beispiel für eine langjährige interdisziplinäre Kooperation sei Prof. Dr. Otmar Pachinger von der Universitätsklinik für Kardiologie in Innsbruck genannt, der an insgesamt vier FS innerhalb von

Abb. 2   1. Freiwillige Fach(arzt)prüfung der ÖGC

```
1. Freiwillige Facharztprüfung
Die Österreichische Gesellschaft für Chirurgie mit den assoziierten Fachgesell-
schaften bringt die
                        1. FREIWILLIGE FACHARZTPRÜFUNG
zur Ausschreibung.
Prüfungstermin: Samstag, 25. November 1978
                Ort - Salzburg, Kongreßhaus
                Beginn - 9,00 Uhr s.t. - Ende ca 14,00 Uhr
Anmeldungen: Nur noch bis 15. Oktober 1978 an den 1. Sekretär
Teilnahmebedingungen:
eingeladen sind
1.  sämtliche an österreichischen Kliniken und Krankenhäusern in Ausbildung stehen-
    de Chirurgen, die zum Zeitpunkt der 20. Tagung der Österreichischen Gesellschaft
    für Chirurgie (Juni 1979) die gesetzlich vorgeschriebenen Voraussetzungen zur
    Erreichung der Facharztzuerkennung erfüllen.
2.  sämtliche Fachärzte für Chirurgie.
    Die österreichische Staatsbürgerschaft ist nicht Vorbedingung.
Prüfungsmodus: schriftliche Prüfung
Die Kandidaten erhalten 100 Prüfungsfragen aus den diversen Sachgebieten der allge-
meinen Chirurgie und der Spezialdisziplinen. Die Fragen bzw. Frage-Antwort-Kombina-
tionen werden von ausgewählten Sachbearbeitern der verschiedenen Fachgebiete ge-
meinsam erstellt und zur Übereinstimmung gebracht.
Für die Beantwortung stehen etwa 2 1/2 Minuten im Durchschnitt pro Frage zur Ver-
fügung.
Während der Prüfung ist eine Pause von ca 1 Stunde vorgesehen.
Organisatoren der Prüfung:    H.J.Böhmig, Amstetten
                              P.Brücke, Linz
                              G.Fries, Graz
                              H.Steiner, Salzburg
Die beantworteten Fragen werden vom Organisationskomitee - gegebenenfalls unter Zu-
ziehung des jeweiligen Sachbearbeiters - ausgewertet und zur endgültigen Beurteilung
der Prüfungskommission vorgelegt. Die Prüfungskommission setzt sich zusammen aus:
einem Ordinarius, einem Primarius, einem Assistentenvertreter.
1. Prüfungskommission:      Prof.Dr.F.Gschnitzer, Innsbruck
                            Prim.Prof.Dr.E.Schima, Mistelbach
                            OA Dr.G.Zalaudek, Graz
Die Prüfung gilt als bestanden, wenn 75 Prozent der Punkteanzahl, bezogen auf das
Gesamtergebnis des besten Kandidaten, erreicht wird.
Das Prüfungsergebnis mit der erreichten Punktezahl wird dem Kandidaten schriftlich
in vertraulicher Form bekanntgegeben. Wird die Prüfung nicht bestanden, so kann
diese jederzeit wiederholt werden.
Bei der Eröffnungssitzung der 20. Tagung der Österreichischen Gesellschaft für
Chirurgie wird den erfolgreichen Kandidaten in feierlicher Form eine Prüfungsur-
kunde überreicht.
Anmeldeformular liegt bei.
H. STEINER              E. Wayand              J. KRAFT-KINZ
1.Sekretär              Präsident              Vizepräsident
                                        15
```

25 Jahren aktiv teilnahm. Ihm wurde deshalb auch wegen seiner vorbildhaften interdisziplinären und akademischen Gesinnung die Ehrenmitgliedschaft der ÖGC 2008 verliehen.

Aufgrund der unentgeltlichen Vortragstätigkeit aller Referenten war es immer möglich, diese Fortbildungsseminare für Mitglieder der ÖGC kostenfrei durchzuführen. Ja, wir rekrutierten dadurch sogar sehr viele neue Mitglieder (seit 2001 mehr als 520 Neuaufnahmen). Die Kosten für unsere Gesellschaft hielten sich auch wegen der sehr schlanken administrativen und personellen Strukturen der Fortbildungsakademie im sehr erträglichen Rahmen und belaufen sich derzeit auf ca. 2.500 Euro pro Veranstaltung bei durchschnittlich 160 bis 200 Teilnehmern.

In diesem Zusammenhang möchten wir uns auch bei den vielen Sponsoren aus der Industrie, die die FS seit 3 Jahrzehnten immer wieder unterstützten, bedanken, ohne sie wäre sicherlich einiges nicht machbar gewesen.

Freiwillige Fachprüfung

Am 25. November 1978 – also 3 Jahre nach Beginn der FS, fand die **1. Freiwillige Fach(arzt)prüfung der ÖGC** in Salzburg statt (**Abb. 2**). 16 Kandidaten traten damals an – 14 (87 %) bestanden diese Prüfung bei einer Bestehensgrenze von 80 %.

Leider wurde diese Prüfung von der Österreichischen Ärztekammer trotz zahlreicher Interventionen von Seiten prominenter Chirurgen der ÖGC auch in den nächsten zwei Jahrzehnten nicht anerkannt. Die Prüfung durfte auch nicht als „Facharztprüfung", sondern lediglich als „Fachprüfung" ohne gesetzlichen Anspruch gewertet werden.

Es oblag den einzelnen Abteilungsvorständen, welchen Stellenwert sie ihren Mitarbeitern bei bestandener Prüfung angedeihen ließen. Zum Beispiel war eine erfolgreich abgelegte Prüfung bei Prof. F. Gschnitzer von der I. chirurgischen Universitätsklinik Innsbruck eine wichtige Voraussetzung für eine Ernennung zum Oberarzt. Die leider schon früh verstorbene Frau Prof. Gesine Menardi, ehemals Vorstand der Innsbrucker Universitätsklinik für Kinderchirurgie, trat sogar geschlossen mit ihren viel jüngeren MitarbeiterInnen zur Prüfung an und war erfolgreich – eine höchst bemerkenswerte und einzigartige Vorbilddemonstration eines Abteilungsvorstandes.

Im Zeitraum von 1978 bis 2004 (inklusive einer 3-jährigen Übergangsregelung bezüglich der gesetzlichen Facharztprüfung ab 2001) wurden weitere 27 freiwillige Fachprüfungen mit 567 Kandidaten (durchschnittlich 17 pro Jahr) durchgeführt. Damals wurden die Prüfungsunterlagen der Multiple-Choice-Prüfung mit 100 Fragen von einem Ordinarius, einem Primarius und einem Mittelbauvertreter ausgewertet. Die Bestehensgrenze betrug 80 %. Immerhin bestanden 492 Prüflinge (88 %) diese freiwillige Prüfung.

Diese freiwillige Prüfung war anonymisiert – d.h. außer dem Kandidaten und der Kommission wusste niemand über das Prüfungsergebnis Bescheid – und war für Mitglieder der ÖGC kostenfrei.

Gesetzliche Facharztprüfung

„Gottes Mühlen laufen langsam, aber stet." Unter dieses Motto kann man die Tatsache stellen, dass erst 2001 – also 24 Jahre nach Einführung unserer freiwilligen Prüfung – die gesetzliche Facharztprüfung eingeführt wurde – mit der strikten Auflage, dass alle Ärzte und somit auch Chirurgen, die nach dem 1. 1. 1997 in die Ärzteliste der Ärztekammer eingetragen wurden, diese Prüfung ablegen müssen. Auch ausländische Chirurgen, die an österreichischen Kliniken ihre Ausbildung machen, müssen seither zu dieser Prüfung antreten. Das offizielle gesetzliche Organ ist die Bundes- bzw. Landesärztekammer, die Administration erfolgt durch die Akademie der Ärzte, die Prüfungsfragen bzw. -fallbeispiele werden durch die Fortbildungsakademie der ÖGC erstellt. Die Inhalte werden vorwiegend aus der Allgemein- und Viszeralchirurgie ausgewählt, weiters wird aber auch Basiswissen aus der Intensivmedizin, Pathologie, Kinder-, Gefäßchirurgie etc. abgefragt.

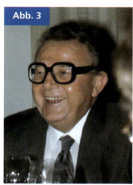

Abb. 3

Prof. Dr. Hannes Steiner

Die Prüfung besteht aus 2 Teilen an 2 aufeinander folgenden Tagen – und zwar einer Multiple-Choice-Prüfung (MCP) mit 100 Fragen, die innerhalb von 3 Stunden beantwortet werden müssen, und einer strukturierten mündlichen Prüfung (SMP), wobei die Kandidaten innerhalb einer Stunde 6 Stationen durchlaufen und die auch die Überprüfung praktischer Fertigkeiten (MIC, Reanimation etc.) enthält. Somit wird jeder Kandidat 4 Stunden lang geprüft. Als bestanden gilt die Prüfung, wenn bei beiden Prüfungsabschnitten 75 % aller Fragen positiv beantwortet werden.

Seit 2002 gab es insgesamt 11 gesetzliche Prüfungen mit 242 Kandidaten. Durchschnittlich traten nach Ablauf der Übergangsfrist im Jahre 2004 zwischen 50 bis 60 Kandidaten pro Jahr an. Die Durchfallsquote lag beim 1. Antreten bei knapp 10 % (+/– 4 %). Da aber die Prüfung x-beliebig oft wiederholt werden konnte, haben letztlich bisher alle Kandidaten die Prüfung erfolgreich bestanden.

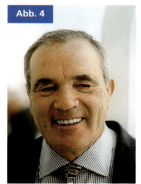

Abb. 4

Prof. Dr. Oskar Boeckl

Besonderer Dank gilt hierbei meinen beiden Stellvertretern in der fachspezifischen Prüfungskommission, Prof. Dr. W. Feil aus Wien und Prof. Dr. J. Pfeifer aus Graz, die seit vielen Jahren unermüdlich mitwirken.

Fortbildungsreferenten (Abb. 3–5)

Alle bisherigen 3 Fortbildungsreferenten (Prof. Dr. Hannes Steiner, Prof. Dr. Oskar Boeckl und Prof. Dr. Hans-Werner Waclawiczek) stammen von der chirurgischen Abteilung der Landes-/Universitätskliniken Salzburg, deren Aufgaben die wissenschaftliche Leitung und Organisation der FS und die Durchführung der zunächst freiwilligen Facharztprüfung (1978–2001) und seit 2002 der gesetzlichen Facharztprüfung waren bzw. sind. Stellvertretend für den leider schon verstorbenen Prof. Steiner und für den emeritierten Abteilungsvorstand Prof. Boeckl erlaube ich mir zu sagen, dass trotz des nicht unerheblichen Zeitaufwandes diese Tätigkeiten vor allem für unseren chirurgischen Nachwuchs sehr erfüllend waren, wir haben selbst sehr viel dadurch gelernt und sind dieser ehrenvollen Funktion für die Österreichische Gesellschaft für Chirurgie immer mit viel Enthusiasmus nachgekommen. Ich selbst werde auch in der Zukunft mit ganzem Herzen zur Verfügung stehen!

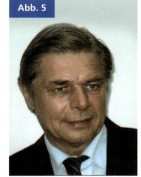

Abb. 5

Prof. Dr. Hans-Werner Waclawiczek

50 Jahre Pankreaschirurgie in Österreich
aus Sicht des deutschen Nachbarn

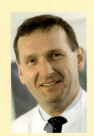

Prof. Dr. med. Markus W. Büchler
Klinik für Allgemein-, Viszeral- und Transplantationschirurgie Chirurgische Universitätsklinik, Heidelberg

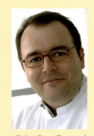

Priv.-Doz. Dr. med. Moritz N. Wente, M.Sc.
Klinik für Allgemein-, Viszeral- und Transplantationschirurgie, Chirurgische Universitätsklinik, Heidelberg

Beschäftigt man sich mit der Pankreaschirurgie in Österreich, gibt es zunächst zwei Dinge, die anzuführen sind: Zum einen findet sich eine – wenn natürlich rein zufällige – Ähnlichkeit der Karte der Republik Österreich mit dem Umriss der Bauchspeicheldrüse (**Abb.**). Des Weiteren ist es zwei Artikeln von Thomas Schnelldorfer und Kollegen zu verdanken, dass die Rolle von Carl Gussenbauer (1842–1903) als einem der Pioniere in der Geschichte und Entwicklung der Pankreaschirurgie entsprechend beleuchtet wird [1, 2]. Als Nachfolger von Theodor Billroth (1829–1894) leitete der in Obervellach in Kärnten geborene Gussenbauer die 2. Chirurgische Lehrkanzel in Wien. Noch zu seiner Zeit in Prag führte er am 22. 12. 1882 die wohl erste elektive Operation an der Bauchspeicheldrüse durch: eine Marsupilisation einer Pankreaspseudozyste [3].

Nun aber zum eigentlichen Thema dieses Kapitels, der Pankreaschirurgie in Österreich seit Gründung der Österreichischen Gesellschaft für Chirurgie und Unfallheilkunde (ÖGCH) am 12. 06. 1958 aus Sicht des deutschen Nachbarn.

Pankreaschirurgie in Österreich seit 1958

Bereits vor der Gründung der ÖGC erschien 1954 in Langenbecks Archiv für Klinische Chirurgie eine Übersichtsarbeit über die Chirurgie des Pankreaskarzinoms, publiziert vom Gründungspräsidenten der ÖGC, Univ.-Prof. Franz Spath, und seinem Schüler Univ.-Prof. Wolfgang Köle [4]. Im Kongressbericht der Deutschen Gesellschaft für Chirurgie aus dem Jahr 1975 findet sich eine weitere Übersicht aus Graz über den kurativen Ansatz beim Pankreaskarzinom, verfasst von Univ.-Prof. Julius Kraft-Kinz, Präsident der ÖGCH 1983/84, und Univ.-Prof. Hans-Jürgen Prexl; neben einer Literaturübersicht wird auch über eigene 145 Palliativoperationen und 14 Pankreatoduodenektomien, Letztere mit einer dem damaligen Stand entsprechenden primären Mortalität von 21 % vergesellschaftet, berichtet [5].

Weitere Darstellungen insbesondere zum Thema der Pankreaskopfresektion nach Kausch-Whipple finden sich dann u.a. in der Wiener Medizinischen Wochenschrift im Jahr 1979 mit Ergebnissen von 36 bzw. 14 Pankreatoduodenektomien [6, 7]. Als weiteres Beispiel berichtete Univ.-Doz. Franz Sellner in 1989 über eine Kohorte von 412 Patienten mit Pankreaskopfkarzinomen, die zwischen 1963 und 1987 palliativen Maßnahmen unterzogen wurden [8]. Ebenfalls aus 1989 stammt eine Publikation von Univ.-Prof. Josef Funovics aus Wien über eine Serie von 783 Patienten mit Pankreaskarzinom, von denen 137 reseziert wurden, mit einer 5-Jahres-Überlebensrate von 5 % [9], die damit mit den Ergebnissen internationaler Zentren zum selben Zeitraum vergleichbar ist [10]. Heutige Ergebnisse mit adjuvanter Therapie erreichen eine 5-Jahres-Überlebensrate von 21 % [11].

An ausgewählten Beispielen aus der Literatur sollen nun Schwerpunkte der Pankreaschirurgie und der begleitenden Forschung in Österreich aufgezeigt werden, ohne dass allerdings dadurch ein kompletter Überblick erreicht werden kann. Dieses soll und kann aber auch nicht der Anspruch und Inhalt dieses Kapitels sein.

Chirurgische Therapie der akuten Pankreatitis

Bereits 1980 veröffentlichten Univ.-Prof. Julius Kraft-Kinz und Univ.-Prof. Gunter Zalaudek die ersten Ergebnisse der chirurgischen Therapie der akuten nekrotisierenden Pankreatitis [12]. Besondere Beachtung fanden dann insbesondere die Publikationen zur akuten Pankreatitis aus der 1. Chirurgischen Abteilung der Landeskliniken Salzburg, verbunden insbesondere mit der Person von Univ.-Prof. Hans Werner Waclawiczek [13–17]. Exemplarisch zum Themenkomplex der chirurgischen Therapie der akuten nekrotisierenden Pankreatitis ist hier eine Arbeit aus der Wiener Medizinischen Wochenschrift aus dem Jahre 1992 [16]: Von 284 Patienten mit akuter Pankreatitis und davon 73 Patienten mit akuter nekrotisierender Pankreatitis wurden 43 Patienten mit infizierten Pankreasnekrosen nach Demarkation der Nekrosen chirurgisch therapiert, mittels täglicher Nekrosektomie über ein Laparostoma (Open Packing). Dadurch konnte eine Mortalität von 16 % bei infizierten Nekrosen erreicht werden, das auch zum heutigen Zeitpunkt ein hervorragendes Ergebnis in der Behandlung dieser schweren Verlaufsform darstellt [16, 18]. Innovatives interdisziplinäres Management der akuten biliären Pankreatitis wurde 1997 unter der Erstautorenschaft von Univ.-Prof. P. Sungler veröffentlicht: Patienten mit akuter biliärer Pankreatitis wurden einer dringlichen ERCP unterzogen, und bei 59 von 70 Patienten erfolgte eine frühelektive laparoskopische Cholecystektomie noch während des stationären Aufenthaltes. Diese endgültige Sanierung des Gallenwegsystems während eines Krankenhausaufenthaltes konnte mit einer Morbidität von 7 % ohne Mortalität durchgeführt werden [15].

Tumormarker im Pankreaskarzinom

Eine Serie von Arbeiten zur Evaluation von neuen Tumormarkern wurde von Univ.-Prof. Herwig Cerwenka unter Leitung von o. Univ.-Prof. Hans-Jörg Mischinger aus der Klinischen Abteilung für Allgemeinchirurgie der Medizinischen Universität – damals noch Karl-Franzens-Universität – in Graz zwischen 1999 und 2001 veröffentlicht. Hierzu wurden PSTI (Pancreatic Secretory Trypsin In-

Abb. Karte der Republik Österreich und Anatomie des Pankreas

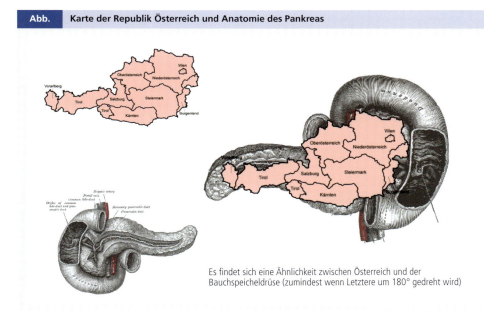

Es findet sich eine Ähnlichkeit zwischen Österreich und der Bauchspeicheldrüse (zumindest wenn Letztere um 180° gedreht wird)

hibitor) und PCPI (Procarboxypeptidase B) [19], M2PK (M2-Pyruvatkinase) [20] und PAP (Pancreatitis-associated Protein) [21] jeweils in einer präoperativen Kohorte mit benignen und malignen Pankreaserkrankungen bzw. gesunden Kontrollen evaluiert; es zeigte sich im Pankreaskarzinom u.a. eine Steigerung der Spezifität von CA 19-9 durch Kombination mit PSTI von 67 % auf 96 % und eine bessere Spezifität von M2PK im Vergleich zu den etablierten Tumormarkern CA 19-9 oder CEA.

Outcome-Parameter im Pankreaskarzinom

Eine Reihe von Publikationen aus Wien – erschienen zwischen 1990 und 1999 unter Erstautorenschaft von Univ.-Doz. Franz Sellner – beschäftigt sich mit der Frage nach Parametern, die den Langzeitverlauf von Patienten mit resektablem Pankreaskarzinom beeinflussen. Hierbei wurde in zwei Arbeiten der Einfluss der Tumorgröße von periampullären Malignomen auf histopathologische Parameter und das Langzeitüberleben der Patienten untersucht [22, 23]. In der ersten Arbeit zeigte sich bei insgesamt 52 Patienten ein deutlicher Unterschied der Größe von distalen Gallengangskarzinomen, Papillenkarzinomen und Karzinomen des Pankreaskopfes zum Zeitpunkt der Resektion. Eine direkte Korrelation zwischen Tumorgröße und Lymphknotenbefall, Gefäßinfiltration und nicht-radikaler Resektion konnte herausgearbeitet werden [22]. In der auf diesen Ergebnissen aufbauenden Studie an nun 72 Patienten, die zwischen 1979 und 1991 am Kaiser-Franz-Josef-Spital in Wien reseziert wurden, zeigte sich neben der Bestätigung der oben aufgeführten histopathologischen Parameter weiterhin auch eine hochsignifikante negative Korrelation zwischen Tumorgröße und der Überlebenszeit der Patienten: Bei Tumoren unter 2.500 mm^3 Volumen konnte ein medianes Überleben von 45 Monaten erreicht werden, wohingegen Patienten mit Tumorvolumina größer 10.000 mm^3 nur ein medianes Überleben von 9 Monaten aufwiesen [23]. Eine dritte Untersuchung an 156 Patienten aus dem Zeitraum von 1967 bis 1996 konnte eine signifikante Korrelation zwischen Differenzierungsgrad (Grading) des Tumors und sowohl Tumorgröße als auch Langzeitüberleben der Patienten mit Papillenkarzinomen aufzeigen. Ein unterschiedliches Grading in distalen Gallengangskarzinomen und Pankreaskopfkarzinomen hatte dahingegen keinen Einfluss auf Tumorgröße, Lymphknotenstatus oder Überleben [24].

Pankreasmetastasen und seltene Tumorentitäten

Eine wichtige Arbeit zur Chirurgie von Pankreasmetastasen des Nierenzellkarzinoms findet sich ebenfalls unter Federführung von Univ.-Doz. Franz Sellner aus Wien. Neben der Darstellung des eigenen Patientengutes findet sich hier eine erstmalige systematische Aufarbeitung der insgesamt 236 in der Literatur identifizierten Fälle mit diesem seltenen Krankheitsbild [25]. Sowohl solitäre als auch multiple Pankreasmetastasen des Nierenzellkarzinoms können bei geeigneten Patienten mit geringer Morbidität reseziert werden [26]. Hierdurch sind in entsprechend selektiertem Patientengut 5-Jahres-Überlebensraten von 68–74 % erreichbar [25].

Weitere aktuelle chirurgische Arbeiten aus Österreich finden sich zu den Entitäten des neuroendokrinen Karzinoms (NEC) [27] und des solid-pseudopapillären Tumors (Frantz-Tumor) des Pankreas [28]. In einer Aufarbeitung von insgesamt 357 Pankreastumoren, die zwischen 1985 und 2005 am Kaiser-Franz-Josef-Spital reseziert wurden, fanden sich insgesamt 17 hormoninaktive NEC des Pankreas. Eine Subgruppenanalyse zeigte ein signifikant besseres Überleben für Patienten mit gut differenzierten im Vergleich zu schlecht differenzierten NEC. Letztere zeigten insgesamt gleich schlechte Überlebensraten wie die Vergleichsgruppe der insgesamt 340 ausgewerteten duktalen Pankreaskarzinome [27].

Die im Kindesalter äußerst selten vorkommende Entität des Frantz-Tumors wurde in der Arbeit von

Univ.-Doz. Winfried Rebhandl und Kollegen anhand von vier Fällen aus der Kinderchirurgie des Allgemeinen Krankenhauses Wien als wichtige Differenzialdiagnose von unklaren Raumforderungen der Bauchspeicheldrüse auch im Kindesalter dargestellt [28].

Ausbildung in der Pankreaschirurgie

Eine sehr interessante Arbeit zum Thema Ausbildung in der Pankreaschirurgie stammt aus der Chirurgischen Klinik des Allgemeinen Krankenhauses Wien, publiziert von Univ.-Doz. Peter Wamser, aktuell Leiter der Abteilung Chirurgie am Krankenhaus Vöcklabruck, und Kollegen in 2002. In einer retrospektiven Auswertung der zwischen 1994 und 2000 durchgeführten 130 Pankreaskopfresektionen konnte aufgezeigt werden, dass diese komplexen Eingriffe mit vergleichbarer Morbidität und Operationszeit auch vollständig als Ausbildungseingriff durch einen Assistenzarzt im 5.–7. Jahr der chirurgischen Tätigkeit unter Anleitung durch einen erfahrenen Chirurgen ausgeführt werden können [29].

Chirurgische Technik in der Pankreaschirurgie

Aus heutiger Sicht als Fehlentwicklung beschrittene Wege in der Entwicklung der Pankreaschirurgie, die heute nicht als Standardverfahren anzusehen sind, wiesen durchaus zum Zeitpunkt der Publikation innovativen Charakter auf. So ist auch die Publikation von Arthur Marczell und Univ.-Prof. Michael Stierer aus dem Hanusch-Krankenhaus aus Wien aus dem Jahre 1992 einzuordnen: In einer Serie von 44 Patienten mit Pankreaskarzinom erfolgte nach der Kopfresektion eine Instillation von Fibrin als Abdichtungsmittel in den Pankreashauptgang, und es wurde nach einer Ligatur des Hauptganges auf eine Pankreatojejunostomie verzichtet. Hier zeigten sich – im Vergleich zur hohen Mortalitätsrate bei Pankreatojejunostomien bzw. Blindverschluss mittels Ligatur ohne Fibrin aus derselben Abteilung – deutlich bessere Ergebnisse; allerdings waren eine Mortalität von 20 % bei der Gangligatur und 25 % bei Pankreatojejunostomien auch zur Zeit der Publikation schon als hoch einzuschätzen [30]. Spätestens seit der negativen multizentrischen randomisiert-kontrollierten Studie aus 2003 sollte die Okklusion des Pankreasganges mit Fibrin auch in Kombination mit einer pankreatoenterischen Anastomose nur noch in die Geschichtsbücher der Entwicklung der Pankreaschirurgie gehören [31].
Die intraoperative Feinnadelbiopsie zur Diagnosesicherung einer malignen Grunderkrankung wurde als erfolgreiches und zuverlässiges Verfahren propagiert in mehreren Publikationen von Univ.-Prof. Ernst Bodner aus Innsbruck aus den Jahren 1973 bis 1979 [32–34].

Eine weitere Entwicklung in der Pankreaschirurgie ist die Anwendung von Klammernahtgeräten, die zunächst für die Pankreaslinksresektion eingesetzt wurde [35–36]. In insgesamt drei Arbeiten aus dem Allgemeinen Krankenhaus Linz von Univ.-Prof. Roman Rieger (inzwischen Vorstand der Chirurgischen Abteilung im LKH Gmunden) gemeinsam mit Univ.-Prof. Wolfgang Wayand, Präsident der ÖGC 1998/99, wurde die Anwendung eines Klammernahtgerätes auch in der Pankreatoduodenektomie untersucht [37–39]. Hierbei erfolgten die Durchtrennung der Bauchspeicheldrüse mit dem TA-55-Klammernahtgerät und das Absetzen der Jejunalschlinge mit einem GIA-50-Klammernahtgerät; anschließend wurde die Pankreatojejunostomie in einreihiger Einzelknopfnahttechnik nach vorherigem Ausschneiden des Pankreashauptganges durchgeführt [37]. In einer Serie von 46 konsekutiven Pankreatoduodenektomien zwischen 1990 und 1994 konnte diese Technik in 42 Patienten durchgeführt werden mit einer Gesamtmorbidität von 22 % und einer Fistelrate von lediglich 5 % [38]. Die von den Autoren als favorisiertes Verfahren angegebene Technik ist allerdings bisher nicht in einer randomisiert-kontrollierten Studie mit einer klassischen Rekonstruktion verglichen worden.

Therapiekonzepte bei lokal fortgeschrittenen und metastasierten Pankreaskarzinomen

Auch für fortgeschrittene Pankreaskarzinome finden sich wichtige Publikationen mit chirurgischer Beteiligung aus Österreich. Ein Ansatz in der Therapie des Pankreaskarzinoms sind Immuntherapien mit den Somatostatin- und LHRH-Analoga [40–41]; eine interdisziplinäre Pilotstudie der Kombinationstherapie mit Octreotid und Buserelin unter Mitarbeit des Präsidenten der ÖGC 2008/2009, Univ.-Prof. Albert Tuchmann und Kollegen erbrachte jedoch keine wesentliche Effektivität bei Patienten mit fortgeschrittenen Pankreaskarzinomen [42]. Beispielhaft sind hier weiterhin die Phase-II-Studien von Univ.-Prof. Werner Scheithauer und Kollegen und Dr. Thomas Brodowicz und Kollegen aus den Jahren 1999 und 2000 zu nennen, in denen Kombinationstherapie von Gemcitabine mit Epirubicin und granulozytenkolonienstimulierendem Faktor (GCSF) bzw. mit Cisplatin als aktive zytotoxische Regimes mit moderater Toxizität untersucht wurden [43–44].

Zu den weltweit ersten Berichten überhaupt über die Anwendung von intraoperativer Radiotherapie (IORT) beim fortgeschrittenen Pankreaskarzinom zählen Publikationen aus Innsbruck von Univ.-Prof. Ernst Bodner aus 1986 und 1987 und von Dr. Wolfgang Weitensfelder und Univ.-Doz. Michael Redtenbacher aus Wien mit insgesamt 19 behandelten Patienten [45–47]. Eine aktuelle Zusammenfassung an 270 Patienten behandelt 1985–2006 in 5 Zentren in Europa – Heidelberg, Madrid, Mailand, Rom und Salzburg – zeigt nun auch den Langzeiteffekt der Verbesserung der lokalen Kontrolle durch die Anwendung der IORT [48].

Zusammenfassung

Der Überblick über die Erkenntnisse und Errungenschaften – entnommen der Fachliteratur der vergangenen 50 Jahre – ist eine subjektive Darstellung aus Sicht des deutschen Nachbarn auf die Pankreaschirurgie in Österreich. Insbesondere im Zeitalter der „Evidence-based Medicine" und weiterhin oftmals fehlender Evidenz in der Chirurgie [49], besteht die dringende Notwendigkeit auch der Durchführung von multizentrischen chirurgischen Studien und der möglichst flächendeckenden Erfassung bestimmter Krankheitsbilder und ihrer Therapien. Daher wäre es wünschenswert, die oft auf Ergebnissen einzelner chirurgischer Kliniken beruhenden Erkenntnisse – insbesondere aber natürlich nicht nur in der Pankreaschirurgie – auf (inter-)nationale Ebenen zu bringen. Diese Ansprüche verfolgt das auf dem 46. Österreichischen Chirurgenkongress 2005 gegründete Studienzentrum der ÖGC. Damit wird auch in der Zukunft die Pankreaschirurgie in Österreich ihre internationale Anerkennung bewahren und ausbauen können.

Literatur:
[1] Schnelldorfer T., Kitvarametha Y.Y., Adams D.B., Carl Gussenbauer: pioneer in pancreatic surgery. World J Surg 2003 Jun; 27(6):753–7.
[2] Schnelldorfer T., Adams D.B., Warshaw A.L., Lillemoe K.D., Sarr M.G., Forgotten pioneers of pancreatic surgery: beyond the favorite few. Ann Surg 2008 Jan; 247(1):191–202.
[3] Gussenbauer C., Zur operativen Behandlung der Pankreas-Cysten. Arch Klin Chir 1883; 29:355–64.
[4] Spath F., Köle W., Über den derzeitigen Stand der Chirurgie des Pankreaskopfcarcinoms. Langenbecks Arch Klin Chir Ver Dtsch Z Chir 1954; 278(3):272–89.
[5] Kraft-Kinz J., Prexl H.J., Kurative Operationen beim Pankreas-Carcinom. Langenbecks Arch Chir 1975 Nov; 339:276–81.
[6] Sellner F., Jelinek R., Die Behandlungsergebnisse nach partieller Duodenopankreatektomie. Wien Med Wochenschr 1979 Dec 15; 129(23):682–5.
[7] Köle W., Maier J., Zur Diagnostik und Therapie des Pankreaskarzinoms. Wien Med Wochenschr 1979 Mar 30; 129(6):162–6.
[8] Sellner F., Jelinek R., Kollar B., Zum Wandel des Stellenwertes palliativer Eingriffe beim Pankreaskopfkarzinom. Zentralbl Chir 1989; 114(14):934–40.
[9] Funovics J.M., Karner J., Pratschner T., Fritsch A., Current trends in the management of carcinoma of the pancreatic head. Hepatogastroenterology 1989 Dec; 36(6):450–5.
[10] Winter J.M., Cameron J.L., Campbell K.A., Arnold M.A., Chang D.C., Coleman J. et al., 1423 pancreaticoduodenectomies for pancreatic cancer: A single-institution experience. J Gastrointest Surg 2006 Nov; 10(9):1199–210.
[11] Neoptolemos J.P., Stocken D.D., Friess H., Bassi C., Dunn J.A., Hickey H. et al., A randomized trial of chemoradiotherapy and chemotherapy after resection of pancreatic cancer. N Engl J Med 2004 Mar 18; 350(12):1200–10.
[12] Kraft-Kinz J., Zaludek G.U., Chirurgische Therapie der akuten Pankreatitis. Acta Med Austriaca 1980; 7(1):19–23.
[13] Chmelizek F., Waclawiczek H.W., Perioperatives interdisziplinäres Management bei der akut nekrotisierenden Pankreatitis. Anaesthesist 1985 Nov; 34(11):607–11.
[14] Heinerman M., Mayer F., Sungler P., Kaindl H., Pimpl W., Meiser G. et al., Kombiniertes, endoskopisch-chirurgisches Behandlungskonzept bei akuter, biliärer Pankreatitis. Wien Klin Wochenschr 1992; 104(15):448–50.

[15] Sungler P., Holzinger J., Waclawiczek H.W., Heinerman P.M., Boeckl O., Dringliche ERCP und früh-elektive laparoskopische Cholezystektomie bei biliärer Pankreatitis. Zentralbl Chir 1997; 122(12):1099–102.
[16] Waclawiczek H.W., Chmelizek F., Heinerman M., Pimpl W., Kaindl H., Sungler P. et al., Das Laparostoma (Open Packing) im Behandlungskonzept infizierter Pankreasnekrosen. Wien Klin Wochenschr 1992; 104(15):443–7.
[17] Wayand W., Waclawiczek H.W., The treatment of acute necrotizing pancreatitis, using a mediastinoscope postoperatively and antiseptic rinses. J Hosp Infect 1985 Mar; 6 Suppl A:93–5.
[18] Werner J., Feuerbach S., Uhl W., Büchler M.W., Management of acute pancreatitis: from surgery to interventional intensive care. Gut 2005 Mar; 54(3):426–36.
[19] Cerwenka H., Aigner R., Quehenberger F., Werkgartner G., Bacher H., Hauser H. et al., Preoperative differential diagnosis of benign and malignant pancreatic lesions – the value of pancreatic secretory trypsin inhibitor, procarboxypeptidase B, CA19-9 and CEA. Hepatogastroenterology 1997 Jul;44(16):1117–21.
[20] Cerwenka H., Tumor M2-pyruvate kinase and pancreatic cancer. Pancreas 2008 Aug; 37(2):221–2.
[21] Cerwenka H., Aigner R., Bacher H., Werkgartner G., El-Shabrawi A., Quehenberger F. et al., Pancreatitis-associated protein (PAP) in patients with pancreatic cancer. Anticancer Res 2001 Mar; 21(2B):1471–4.
[22] Sellner F., Machacek E., Jelinek R., Untersuchungen zur Wechselwirkung von Tumorlokalisation und Tumorvolumen bei radikal operierten Karzinomen der peripapillären Region. Zentralbl Chir 1990; 115(1):43–50.
[23] Sellner F., Machacek E., The importance of tumour volume in the prognosis of radically treated periampullary carcinomas. Eur J Surg 1993 Feb; 159(2):95–100.
[24] Sellner F.J., Riegler F.M., Machacek E., Implications of histological grade of tumor for the prognosis of radically resected periampullary adenocarcinoma. Eur J Surg 1999 Sep; 165(9):865–70.
[25] Sellner F., Tykalsky N., De S.M., Pont J., Klimpfinger M., Solitary and multiple isolated metastases of clear cell renal carcinoma to the pancreas: an indication for pancreatic surgery. Ann Surg Oncol 2006 Jan; 13(1):75–85.
[26] Wente M.N., Kleeff J., Esposito I., Hartel M., Müller M.W., Fröhlich B.E. et al., Renal cancer cell metastasis into the pancreas: a single-center experience and overview of the literature. Pancreas 2005 Apr; 30(3):218–22.
[27] Sellner F., Sobhian B., De S.M., Pont J., Staettner S., Sellner S. et al., Well or poorly differentiated nonfunctioning neuroendocrine carcinoma of the pancreas: a single institution experience with 17 cases. Eur J Surg Oncol 2008 Feb; 34(2):191–5.
[28] Rebhandl W., Felberbauer F.X., Puig S., Paya K., Hochschorner S., Barlan M. et al., Solid-pseudopapillary tumor of the pancreas (Frantz tumor) in children: report of four cases and review of the literature. J Surg Oncol 2001 Apr; 76(4):289–96.
[29] Wamser P., Stift A., Passler C., Goetzinger P., Sautner T., Jakesz R. et al., How to pass on expertise: pancreatoduodenectomy at a teaching hospital. World J Surg 2002 Dec; 26(12):1458–62.
[30] Marczell A.P., Stierer M., Partial pancreaticoduodenectomy (Whipple procedure) for pancreatic malignancy: occlusion of a non-anastomosed pancreatic stump with fibrin sealant. HPB Surg 1992 Jun; 5(4):251–9.
[31] Suc B., Msika S., Fingerhut A., Fourtanier G., Hay J.M., Holmieres F. et al., Temporary fibrin glue occlusion of the main pancreatic duct in the prevention of intra-abdominal complications after pancreatic resection: prospective randomized trial. Ann Surg 2003 Jan; 237(1):57–65.
[32] Bodner E., Das Problem der intraoperativen Abklärung von Pankreaskopftumoren. Langenbecks Arch Chir 1973 Dec 10; 333(3):165–90.
[33] Bodner E., Lederer B., Die Feinnadelbiopsie, ein treffsicheres und risikoloses Verfahren zur intraoperativen Abklärung von Pankreastumoren. Zentralbl Chir 1976; 101(22):1353–8.
[34] Schwamberger K., Bodner E., Diagnosis of resectable pancreatic carcinomas by means of ERCP and intraoperative fine-needle biopsy. Endoscopy 1979 Sep; 11(3):172–4.
[35] Pachter H.L., Pennington R., Chassin J., Spencer F.C., Simplified distal pancreatectomy with the Auto Suture stapler: preliminary clinical observations. Surgery 1979 Feb; 85(2):166–70.
[36] Knaebel H.P., Diener M.K., Wente M.N., Büchler M.W., Seiler C.M., Systematic review and meta-analysis of technique for closure of the pancreatic remnant after distal pancreatectomy. Br J Surg 2005 May; 92(5):539–46.
[37] Rieger R., Wayand W., Pancreatoduodenectomy with stapling devices. Br J Surg 1993 Sep; 80(9):1183.
[38] Rieger R., Wayand W., Whipple procedure with staple closure of the pancreas. J Am Coll Surg 1995 Jul; 181(1):88–90.
[39] Rieger R., Wayand W., Pankreasresektion mit dem Klammernahtgerät. Chirurg 1995 Jan; 66(1):54–8.
[40] Friess H., Büchler M., Krüger R., Beger H.G., Treatment of duct carcinoma of the pancreas with the LH-RH analogue buserelin. Pancreas 1992; 7(5):516–21.
[41] Friess H., Büchler M., Beglinger C., Weber A., Kunz J., Fritsch K. et al., Low-dose octreotide treatment is not effective in patients with advanced pancreatic cancer. Pancreas 1993 Sep; 8(5):540–5.
[42] Fazeny B., Baur M., Prohaska M., Hudec M., Kremnitzer M., Meryn S. et al., Octreotide combined with goserelin in the therapy of advanced pancreatic cancer – results of a pilot study and review of the literature. J Cancer Res Clin Oncol 1997; 123(1):45–52.
[43] Brodowicz T., Wolfram R.M., Kostler W.J., Tomek S., Vaclavik I., Steger G.G. et al., Phase II study of gemcitabine in combination with cisplatin in patients with locally advanced and/or metastatic pancreatic cancer. Anticancer Drugs 2000 Sep; 11(8):623–8.
[44] Scheithauer W., Kornek G.V., Raderer M., Hejna M., Valencak J., Miholic J. et al., Phase II trial of gemcitabine, epirubicin and granulocyte colony-stimulating factor in patients with advanced pancreatic adenocarcinoma. Br J Cancer 1999 Aug; 80(11):1797–802.
[45] Bodner E., Glaser K., Aufschnaiter M., Kohle W, Url M., Frommhold H., Intraoperative Strahlentherapie des Pankreaskarzinoms – erste klinische Ergebnisse. Dtsch Med Wochenschr 1986 Jun 6; 111(23):892–6.
[46] Thurnher S., Glaser K., Url M., Frommhold H., Bodner E., Intraoperative Strahlentherapie maligner Pankreastumoren – erste Ergebnisse. Strahlenther Onkol 1987 Feb; 163(2):79–83.
[47] Weitensfelder W., Redtenbacher M., Ott K., Sabitzer H., Erfahrungen mit der intraoperativen Radiotherapie beim inoperablen Pankreaskarzinom. Onkologie 1986 Feb; 9(1):48–53.
[48] Valentini V., Calvo F., Reni M., Krempien R., Sedlmayer F., Büchler M.W. et al., Intra-operative radiotherapy (IORT) in pancreatic cancer: Joint analysis of the ISIORT-Europe experience. Radiother Oncol 2008 Aug 30.
[49] Wente M.N., Seiler C.M., Uhl W., Büchler M.W., Perspectives of evidence-based surgery. Dig Surg 2003; 20(4):263–9.

Entwicklung der Adipositaschirurgie

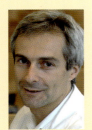

Univ.-Prof. Dr. Stephan Kriwanek
Chirurgische Abteilung,
Rudolfstiftung Wien

Die Geschichte der Adipositaschirurgie umfasst einen Zeitraum von etwas mehr als 50 Jahren, in dem verschiedene Verfahren entwickelt wurden. Während die malabsorptiven Verfahren (Dünndarm-Shunt) verlassen wurden, werden heute restriktive (Magenband, Sleeve-Gastrektomie) oder kombinierte Methoden (Magenbypass, biliopankreatische Diversion) eingesetzt.

Bereits in den fünfziger Jahren des vorigen Jahrhunderts wurde die pathogene Bedeutung eines großen Übergewichtes erkannt und der Ausdruck der morbiden Adipositas geprägt. Da konservative Therapieoptionen wie Diäten oder Medikation auch damals schon wenig Erfolg zeigten, stellte sich die Frage, ob durch Eingriffe am Magen oder Dünndarm eine Verringerung der Nahrungs- und Kalorienaufnahme zu erzielen wäre. [1, 2]

Dünndarm-Shunt

Im Jahre 1954 publizierten Kremen und Linner ihre ersten Ergebnisse über den Dünndarm-Shunt. Bei dieser Operation wurde eine jejunoileale Anastomose unter Ausschaltung eines beträchtlichen Dünndarmanteils durchgeführt; die Länge des in der Nahrungspassage verbleibenden Dünndarms betrug ca. 50 cm. Mit dem Dünndarm-Shunt konnten beträchtliche und anhaltende Gewichtsreduktionen erreicht werden; allerdings um den Preis schwerwiegender malabsorptiver Nebenwirkungen. Aus diesem Grund wurde diese Operationstechnik nach 1980 aufgegeben [3].

Magenbypass

Ausgehend von der Beobachtung, dass Patienten nach subtotaler Magenresektion ein reduziertes Hungergefühl aufweisen, entwickelte Mason [4] den Magenbypass (**Abb. 1**). Bei

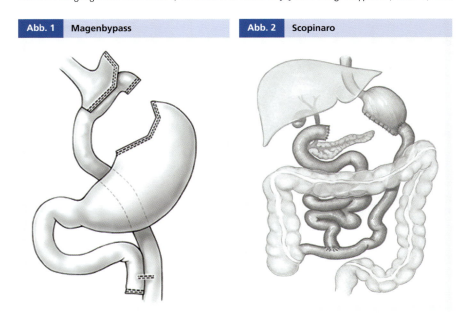

Abb. 1 Magenbypass

Abb. 2 Scopinaro

dieser Operation wird der Magen im oberen Anteil durchtrennt und mit einer Dünndarmschlinge anastomosiert (Roux-Y). Durch das kleine Magenreservoir tritt nach Zufuhr geringer Nahrungsmengen ein Sättigungsgefühl ein; außerdem wird das Hungerempfinden zumindest vorübergehend vermindert. Der Magenbypass stellte die erste wirksame Übergewichtsoperation mit guten Langzeitergebnissen bezüglich Gewichtsreduktion und geringeren malabsorptiven Folgen als der Dünndarm-Shunt dar. Vermindert wird durch den Magenbypass vor allem die Aufnahme von Mikronutrienten wie Eisen, Vitamin B_{12} und Kalzium. Technisch war der Eingriff allerdings deutlich anspruchsvoller als der Dünndarm-Shunt; Anastomosenkomplikationen im Bereich der Gastrojejunostomie waren gefährlich und schwierig zu behandeln. Erst die Anwendung von Klammernahtinstrumenten führte zu einer Vereinfachung der Methode. Die Einführung der laparoskopischen Operationstechnik [5] hat zu einem enormen Ansteigen der Frequenz von Magenbypassoperationen auf der ganzen Welt geführt. In vielen Ländern ist dieser Eingriff heute der State of the Art der Übergewichtschirurgie. Die Wirkungsweise des Magenbypass ist bis heute nicht restlos geklärt. Bewiesen ist eine Veränderung der Sekretion von Inkretinen „Gut Hormones" wie dem GLP-1 und dem Ghrelin. Inwieweit diese wirklich für die Effekte der Operation verantwortlich sind, bleibt zu klären.

Biliopankreatische Diversion

Der italienische Chirurg Nicola Scopinaro beschrieb 1979 eine von ihm entwickelte Technik (**Abb. 2**), bei der eine Magenresektion mit Gastro-Ileostomie (Roux-Y) und eine Ileo-ileostomie 50 cm vor dem Zökum durchgeführt wird [6]. Dieser Eingriff führt durch eine Resorptionsverminderung von Fetten zu enormen Gewichtsverlusten. Allerdings muss die ausreichende Aufnahme von fettlöslichen Vitaminen und Kalzium laufend kontrolliert werden, da es sonst zu schweren Mangelerscheinungen kommen kann.

Duodenal Switch [7] Der Duodenal Switch ist eine Modifikation der biliopankreatischen Teilung, bei der eine Sleeve-Gastrektomie mit einer Duodenoileostomie kombiniert wird. Diese Methode erhält im Gegensatz zur Scopinaro-Operation den Pylorus. Die laparoskopische Duodenal Switch Operation wurde durch Gagner [8] vorgestellt und stellt heute die am häufigsten durchgeführte biliopankreatische Diversion dar. Die biliopankreatische Diversion ist heute eine anerkannte Operationsmethode. Besondere Bedeutung hat sie bei extrem adipösen Patienten (BMI > 60) und als Revisionseingriff nach Magenbandimplantation oder vertikaler Gastroplastik.

Gastroplastik

Die Ära restriktiver Eingriffe zur Gewichtsverringerung begann 1971 mit der horizontalen Gastroplastik durch Mason. Bei diesem Eingriff wurde der Magen von der kleinen Kurvatur fast vollständig in horizontaler Richtung durchtrennt; nur im Bereich der großen Kurvatur wurde ein kleiner Durchlass in den Restmagen belassen. Die horizontale Gastroplastik wurde später durch die vertikale bandverstärkte Gastroplastik (VBG) ersetzt [9]. Da die VBG eine einfache und komplikationsarme Operationsmethode darstellte, setzte sie sich in den achtziger Jahren weltweit als führendes Verfahren durch. Die Publikation von schlechten Langzeitergebnissen bezüglich der Gewichtsreduktion und hohen Reoperationsraten führte ab 1997 dazu, dass immer weniger VBG-Operationen durchgeführt wurden.

Sleeve-Gastrektomie

Die Sleeve-Gastrektomie wurde aus einer Form der Gastroplastik mit besonders langer Klammernahtreihe (Magenstraße-Mill-Operation) weiterentwickelt. Bei der Sleeve-Gastrektomie wird der Großteil des Magens unter Belassung eines schmalen Kanals im Bereich der kleinen Kurvatur (Sleeve, Durchmesser French 35–45) reseziert (**Abb. 3**). Durch diese Restriktion kommt es zu einem raschen Sättigungsgefühl nach Nahrungsaufnahme. Diese Operation ist besonders gut als Erstschrittverfahren („First Step Procedure") bei extrem adipösen Patienten geeignet, da es einfacher und mit weniger Risiko durchführbar ist als z.B. ein Magenbypass. [10]

Adjustierbares Magenband (Abb. 4)

Das Konzept, durch Implantation von Magenbändern eine Magenrestriktion von außen durchzuführen, wurde bereits vor dreißig Jahren entworfen. Erst die klinische Einführung eines adjustierbaren Bandes durch Kuzmak 1986 [11] ermöglichte den breiten Einsatz dieser Methode. Bemerkenswert ist die Tatsache, dass G. Szinicz bereits 1989 eine tierexperimentelle Studie mit adjustierbaren Magenbändern publizierte [12]. Der internationale Durchbruch des Magenbandes wurde durch die laparoskopische Operationstechnik möglich [13]. Zu den Vorteilen der Adjustierbarkeit der Restriktion und der minimal invasiven Applikation kam noch die komplette Reversibilität des Eingriffs hinzu. Aus diesen Gründen stellte die Magenbandimplantation durch viele Jahre hindurch den häufigsten bariatrischen Eingriff in Europa dar. Die letzten Jahre haben allerdings gezeigt, dass der Eingriff nicht für alle Patienten geeignet ist und mit einer beträchtlichen Reoperationsrate zu rechnen ist. Da Revisionseingriffe (Konversion zum Magenbypass, zur Sleeve-Gastrektomie oder biliopankreatischen Diversion) wesentlich schwieriger und komplikationsträchtiger als die Ersteingriffe sind, wird das Risiko der Magenbandimplantation heute höher bewertet als vor 10 Jahren.

Moderne Übergewichtschirurgie

Erst in den letzten Jahren konnte gezeigt werden, dass die Übergewichtschirurgie zu einer Verlängerung des Überlebens bei morbid adipösen Patienten führt [14]. Bis heute unbeantwortet bleibt die Frage, welche Operationsmethoden bei welchen Patienten die besten Ergebnisse zeigen. Ebenso un-

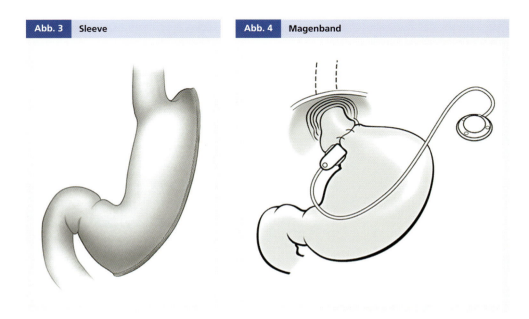

Abb. 3 Sleeve

Abb. 4 Magenband

klar sind die Langzeitergebnisse nach Jahrzehnten bezüglich der Beeinflussung des metabolischen Syndroms und der malabsorptiven Effekte.

Geschichte der Übergewichtschirurgie in Österreich

Die Übergewichtschirurgie wurde in Österreich mit dem Dünndarm-Shunt durch K. Dinstl im AKH Wien und E. Hell im LKH Salzburg eingeführt. Durch viele Jahre wurden bariatrische Eingriffe nur in 2 Krankenhäusern (Rudolfstiftung Wien und LKH Hallein) durchgeführt.
Die Durchführung des ersten Magenbypass 1979 in Österreich ist das Verdienst von Dinstl [15], während Hell die vertikale bandverstärkte Gastroplastik Anfang der achtziger Jahre eingeführt hat [16]. Der wirkliche Aufschwung der bariatrischen Chirurgie erfolgte mit der Aufnahme der laparoskopischen Magenbandimplantation durch K. Miller im Jahre 1994 [17, 18]. Dem folgte die Technik des laparoskopischen Magenbypass. Übergewichtschirurgie wird heute in 52 Krankenhäusern betrieben; im Jahr werden derzeit ca. 1.800 Eingriffe durchgeführt [19]; die anerkannten Zentren sind das AKH und die Rudolfstiftung in Wien, das KH Hallein und die Universitätsklinik Innsbruck. Vor allem aus diesen Abteilungen wurde eine große Anzahl von international beachteten Publikationen verfasst, so dass die österreichische bariatrische Chirurgie international eine hervorragende wissenschaftliche Reputation genießt.

Literatur:
[1] Hell E., Miller K., Geschichtliche Entwicklung der Adipositaschirurgie. In Morbide Adipositas Ed. Hell E., Miller K. 2000 ecomed 26–36
[2] Story of Surgery for Obesity. www.asmbs.org
[3] Griffen W.O., Brack B., Bell R., The decline and fall of the jejunoileal bypass. SGO 1983;157:301–307
[4] Mason E., Ito C. Gastric bypass in obesity. Surg Clin N Amer 1967;47:1345–1352
[5] Wittgrove A.C., Clark G.W., Schubert K.R., Laparoscopic gastric bypass, Roux-en Y: technique and results in 75 patients with 3–30 months follow-up. Obes Surg 1996;6:500–504
[6] Scopinaro N., Gianetta E., Civallieri D., Banlumi Um, Bachi V., Bilio-pancreatic bypass for obesity: Initial experience in man. Br J Surg 1979;66:619–620
[7] Marceau P., Hould F., Simard S., Biliopancreatic diversion with duodenal switch. World J Surg 1998;22:947–954
[8] Ren C., Patterson E., Gagner M., Early results of laparoscopic biliopancreatic diversion with duodenal switch: a case series of 40 consecutive patients. Obes Surg 2000;10:514–523
[9] Mason E., Vertical banded gastroplasty. Arch Surg 1982;117:701–706
[10] Cottam D., Qureshi F.G., Mattar S., Sharma S., Holover S., Bonanomi G., Ramanathan R., Schauer P., Laparoscopic sleeve gastrectomy as an initial weight-loss procedure for high-risk patients with morbid obesity. Surg Endosc 2006;20:859–863
[11] Kuzmak L., Silicon gastric banding: a simple and effective operation for morbid obesity. Contemp Surg 1986;28:13–18
[12] Szinicz G., Müller L., Erhart W., Roth F.X., Pointner R., Glaser K., „Reversible gastric banding" in surgical treatment of morbid obesity – results of animal experiments. Res Exp Med (Berl). 1989;189:55–60.
[13] Belachew M., Legrand M., Vincent V., Lismonde M., Le Docte N., Deschamps V., Laparoscopic adjustable gastric banding. World J Surg 1998;22,955–963
[14] Sjöström L., Narbro K., Sjöström C.D., Karason K., Larsson B., Wedel H., Lystig T., Sullivan M., Bouchard C., Carlsson B., Bengtsson C., Dahlgren S., Gummesson A., Jacobson P., Karlsson J., Lindroos A.K., Lönroth H., Näslund I., Olbers T., Stenlöf K., Torgerson J., Agren G., Carlsson L.M., Swedish Obese Subjects Study. Effects of bariatric surgery on mortality in Swedish obese subjects. N Engl J Med. 2007;357:741–52
[15] Dinstl K., Tuchmann A., Indikation und Ergebnisse des Magenbypass in der Behandlung der extremen Fettsucht. Wien Klin Wochenschr 1984;96:259–264
[16] Hell E., Miller K., Technik der vertikalen bandverstärkten Gastroplastik. In Morbide Adipositas Ed. Hell E., Miller K. 2000 ecomed 124–130
[17] Hell E., Miller K., Bariatric Surgery in Austria. Obesity Surg 1996;6,369–370
[18] Miller K., Hell E., Laparoscopic adjustable gastric banding: a prospective 4-year follow-up study. Obes Surg 1999;9:183–187
[19] Ott N., Trendanalyse der Adipositaschirurgie Chirurgie 2004,10–11

Schneiden und Blutstillen

Univ.-Prof. Dr. Wolfgang Feil
Vorstand der Chirurgischen Abteilungen im Evangelischen Krankenhaus Wien

Uns Chirurgen wurden die akademischen Würden der Universität erst spät zuteil. Zunächst als Barbiere und Wundärzte tätig, blieben uns die Pforten der Alma Mater lange verschlossen.
Die Kriegschirurgie als Handwerk – und nicht als Heilkunst – umfasste vor allem Amputieren und/oder Blutstillen. Scharfe Instrumente zum Schneiden und Sägen waren vorhanden. Die Blutstillung erfolgte durch Abbinden der Extremität, durch lokale Kompression und/oder später durch Verschorfen der Wunde mit glühenden Eisen. Erst später wurden Ligaturen und Umstechungen eingesetzt (**Abb. 1**).
Die Grundtechniken – Schneiden und Blutstillen – sind bis heute gleich.
Schneiden erfolgt nach wie vor mit Skalpell und Schere, in bestimmten Situationen auch mit dem Laser, dem Kauter und/oder Ultraschall (Harmonic).
Die Blutstillung erfolgt mit Nahtmaterial (Umstechungen, Ligaturen), thermisch (Kauter, LigaSure, Laser), durch Ultraschall (Harmonic), Klammernahtmaschinen und/oder mit Klebstoffen (Fibrinkleber).
Das Bestreben nach Innovationen hat sich auch immer in den Vorträgen der Jahrestagungen der Österreichischen Gesellschaft für Chirurgie widergespiegelt. Alle angeführten Techniken haben heute ihren Stellenwert, lediglich die Gewebeklebung mit Acrylaten (heute: „Superkleber") hat in der Chirurgie nie signifikante Bedeutung erlangt.

„Schneiden und Blutstillen" durch thermische Koagulation

Die Bereitstellung von glühenden Eisen zur Blutstillung entsprach nicht den Vorstellungen eines modernen Operationsbetriebes, weshalb zunächst in den 1960er Jahren glühende Metallschlingen verwendet wurden, die dann vom Hochfrequenzkauter abgelöst wurden. Die Entwicklung der HF-Chirurgie war ein eminent wichtiger Meilenstein: hochfrequenter elektrischer Wechselstrom wird durch den Patienten geleitet und an der Spitze eines Instruments fokussiert (**Abb. 2**). Durch die hohe Stromdichte entsteht Hitze, die zur Thermo-Koagulation verwendet werden kann. Die große lokale Hitze führt zu einer Explosion von Zellen, sodass auch ein Schneideeffekt erzielt werden kann.
Der HF-Kauter hat auch Nachteile: Wenn der Patient an einer anderen Stelle geerdet ist (z.B. weil er „im Nassen" liegt), wird der Strom dorthin abgeleitet, und massive Verbrennungen sind die Folge. Somit können beträchtliche Komplikationen durch uner-

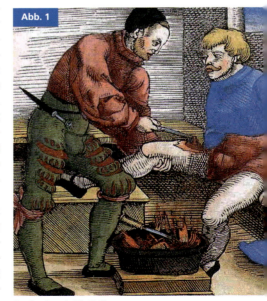

Abb. 1
Handwerk und nicht Heilkunst

wünschte Stromflüsse entstehen, z.B. dann, wenn an einer Koagulationsstelle das Gewebe bereits zu Holzkohle verbrannt und damit elektrisch nicht mehr konduktiv ist.

Das Komplikationsrisiko durch den HF-Kauter wurde mit der raschen Verbreitung der laparoskopischen Chirurgie evident: Berichte über die unbemerkte Koagulation des Ductus choledochus mit konsekutiver Nekrose und Cholaskos oder Läsionen an der rechten Kolonflexur mit nachfolgender fäkaler Peritonitis lösten in der Medizintechnik einen Innovationsschub aus: einerseits wurde die gängige HF-Technik so verbessert (z.B. LigaSure, **Abb. 3**), dass unerwünschte Stromflüsse ausgeschlossen sind, weil das Gerät in solchen Situationen abregelt, andererseits wurden neue Wege der Energieapplikation durch Ultraschall (z.B. UltraCision, Harmonic) entwickelt.

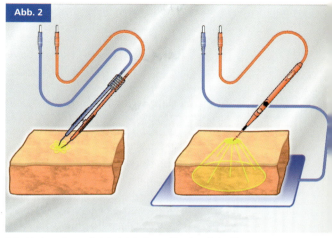

Beim bipolaren Kauter (links) wird der Strom über das mit der Pinzette gefasste Gewebe kurzgeschlossen. Beim monopolaren Kauter (rechts) wird der Stromkreis durch den Patienten geschlossen und der Strom an der Instrumentenspitze fokussiert.

„Schneiden und Blutstillen" mit Ultraschall

Wegen des Komplikationsrisikos bei der Verwendung des Kauters in der Laparoskopie war es nahe liegend, nach einer anderen Energieform als hochfrequentem elektrischem Strom zu suchen. Zu diesem Zweck wurde das damals bei der laparoskopischen Cholezystektomie gängige „Kauterhäkchen" mit einer Ultraschallenergiequelle gekoppelt (UltraCision). Dabei wird in einem piezoelektrischen keramischen System eine Ultraschallwelle mit 55.500 Hertz generiert. Die Schallwelle wird über eine mechanische Koppelung an Instrumente übertragen. Über die Instrumentenspitze, die axial mit der vorgegebenen Frequenz (für das freie Auge nicht sichtbar) vibriert, wird bei Gewebekontakt die Schwingung mit dem Gewebe gekoppelt.

Das Gewebe kann bedingt durch seine Trägheit der Frequenz der Schwingung nicht folgen und wird so über seine Elastizitätsgrenze gedehnt und durchtrennt. Dieser Mechanismus kann prinzipiell mit dem einer oszillierenden Säge verglichen werden und funktioniert bei Körpertemperatur ohne Hitzeentwicklung.

Das Kauterhäkchen konnte der mechanischen Belastung durch die Ultraschallwelle nicht standhalten und zerbrach am Winkel. Deshalb ergab sich in Folge für das erste UltraCision-Instrument empirisch eine Sichelform (**Abb. 4**).

Durch die Ultraschallkoppelung mit dem Gewebe kann nicht nur geschnitten werden. Durch die rasche Abfolge einer Über- oder Unterdrucksituation im Gewebe werden feinste Wassertröpfchen aus dem Gewebe wie beim Ultraschallvernebler freigesetzt (Kavitation), und es werden die tertiären Wasserstoffbrücken mechanisch aus den Kollagenmolekülen herausgeschlagen. Dadurch kollabiert die Eiweißstruktur (Koaptation) des Gewebes bei Körpertemperatur (also ohne durch

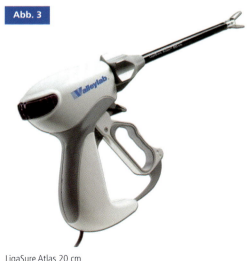

LigaSure Atlas 20 cm

Hitze denaturiert zu werden) und wird trocken. Wird die Energie länger appliziert, so entsteht gemäß den thermodynamischen Gesetzen Hitze, das Eiweiß wird denaturiert und somit koaguliert. Übt man gleichzeitig Druck auf das Gewebe aus, etwa indem man 2 Gefäßwände aufeinanderpresst, kann man so die beiden Gefäßwände zur präliminären Blutstillung mechanisch miteinander verschweißen und dann sofort mittels Zug oder Druck am Gewebe durchtrennen.

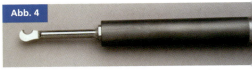

Das erste UltraCision-Instrument hatte die Form einer Sichel

Dieser Mechanismus funktioniert nun dann, wenn man mit der aktiven Klinge ausreichenden Druck gegenüber einer Unterlage ausüben kann. Andernfalls ist es notwendig, eine „Andruckplatte" lokal zur Verfügung zu haben. Dies führte zur Entwicklung der UltraCision-Schere (**Abb. 5**). Auf Wunsch der Anwender wurden nach der Einführung der Instrumente 1996 in den nächsten 10 Jahren laufend Verbesserungen des Systems entwickelt:

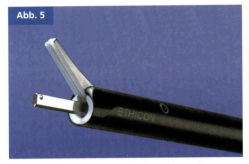

Bei der UltraCision-Schere steht der aktiven Klinge eine bewegliche teflonbeschichtete Branche gegenüber. Durch Änderung des Drucks auf das gefasste Gewebe kann zwischen Koaptation/Koagulation und Schneiden gewählt werden.

5-mm-Klingen und 5-mm-Scheren, gekrümmte Klingen und Branchen, ergonomische und leichtere Handgriffe und eine leistungsfähigere (= schnellere) Energieapplikation.

Derzeit stehen Instrumente für die offene Chirurgie in 14 cm (**Abb. 6**) und 23 cm Länge und für die laparoskopische Chirurgie (32 cm und überlang für die bariatrische Chirurgie) zur Verfügung.

Für die besonders delikate Dissektion und Blutstillung (z.B. Schilddrüsenchirurgie) steht seit 2008 die Harmonic-FOCUS-Schere zur Verfügung (**Abb. 7**). Diese Schere ist besonders leicht und ergonomisch.

„Schneiden und Blutstillen" bei den Jahrestagungen der ÖGC

Beim 10. Kongress 1969 in Graz haben *Domanig* und *Eichelter* (II. Chirurgische Universitätsklinik Wien) erstmals über Versuche der experimentellen Gewebeklebungen an Aorten mit Histoacryl berichtet.

1970 vertiefte *Gottlob* (I. Chirurgische Universitätsklinik Wien) die Experimente, zu diesem Zeitpunkt hatte auch schon *Bruck* versucht, Hauttransplantate im klinischen Versuch zu kleben. *Gottlob* erkannte, dass das flächenhaft aufgebrachte Histoacryl das Gewebe nicht wirklich vereinte, sondern sogar eine hinderliche Barriere darstellte, und untersuchte folglich Varianten, bei der Klebung zwischen Klebstoffpunkten bzw. -gittern und -rastern Lücken für das Einsprossen des Granulationsgewebes zulassen. Mit dieser Methode hat *Gottlob* experimentelle Splenopexien durchgeführt. Letztendlich stellen die heute in der Hernienchirurgie verwendeten Polypropylen- bzw. Polyesternetze eine Weiterentwicklung der Gottlobschen Gittertechnik dar.

Prenner und *Steiner* (Salzburg) berichteten 1971 in Innsbruck erstmals über schlechte klinische Ergebnisse der Acrylklebung in der Gefäßchirurgie.

Häring (Berlin) berichtete 1973 in Millstatt erstmals über die Verwendung von Acrylklebern am Pankreas, verbunden mit der Hoffnung, die Speichelsekretion von der Resektionsfläche verhindern zu können. In derselben Sitzung wurde von *Kutscha-Lissberg* und *Gottlob* die experimentelle Milzklebung bei Verletzungen vorgestellt.

Bei der 16. Tagung 1975 in Wien stellten *Gassner* und *Kaplan* (Israel) erstmals die Verwendung eines CO_2-Lasers in der Chirurgie vor. *Günter* und *Kyrle* (Rudolfstiftung Wien) konnten 1978 in Kremsmünster über erste vielversprechende klinische Einsätze des Lasers an der Leber, beim „synchronen Rektum" und beim Vulvakarzinom berichten. In derselben Sitzung wurde von *Meyer* (Hannover) der Neodym-YAG-Laser für die Leberresektion empfohlen.

1979 stellten *Stemberger* und *Blümel* (TU München) erstmals in Innsbruck Kollagenpräparationen als Wundauflagen und Hämostyptika vor.

1981 verglichen *Fasol* und *Gottlob* erstmals Fibrinkleber und Acrylkleber mit der konventionellen Nahttechnik experimentell an der Pankreasresektionsfläche.

1982 berichtete *Gestring* (New York) in Wien bei der 23. Tagung über den Einsatz des „Cavitron"-Ultraschallmessers in der Leberchirurgie. In derselben Sitzung stellte *Boeckl* (Hallein) seine Ergebnisse über die Fibrinklebung zur Nahtsicherung am Verdauungstrakt vor.

1985 gab es schon 3 Vorträge zum Thema Fibrinklebung: von *Ascherl* (TU München), *Weitensfelder* (Klagenfurt) und *Waclawiczek* (Salzburg).

1986 konnte *Berger* schon über 6 Jahre Erfahrung mit dem Neodym-YAG-Laser beim blutenden Ulcus duodeni berichten und *Dinstl* über die Verwendung des Nd-YAG-Lasers bei Darmpolypen.

1987 war wiederum die Fibrinklebung am Pankreas *(Marczell)* Thema.

1990 wurde dann über die endoskopische Verwendung von Fibrinkleber bei der Ulkusblutung berichtet.

1992 verglich *Hölbling* „Heat Probe", Fibrinkleber und Aethoxysklerol bei Ulkusblutungen.

1993 verglich *Schildberg* die „Finger-Fracture-Technik", die Klemmenresektion, die Ultraschallaspiratortechnik und die Jet-Cutting-Technik bei der Leberresektion.

1995 fasste *Köckerling* seine Erfahrungen mit Fibrinkleber und Kollagenvlies zusammen. In diesem Jahr war (Präsident: *Dinstl*) die Reduktion von Blutungskomplikationen Thema eines Satellitensymposiums und die Verwendung des Lasers ein Hauptthema mit etlichen Vorträgen betreffend den Einsatz in offener Chirurgie und Endoskopie, an Lunge und intraabdominellen Organen. Erstmals wurde über die Bedeutung des Nd-YAG-Lasers in der palliativen endoskopischen Tumorbehandlung berichtet *(Hölbling)*.

1996 stellte *Scheyer* erstmals die Verwendung eines fibrinbeschichteten Kollagen-Vlies (TachoComb) in der laparoskopischen Chirurgie vor. *Neudorfer* präsentierte im selben Jahr seine Erfahrungen mit der Fibrinklebung von Anastomosenleaks. *Mischinger* stellte seine Erfahrungen mit dem Ultraschalldissektor CUSA an der Leber vor.

1997 berichtete *Feil* erstmals über die Verwendung des harmonischen Ultraschallskalpells „UltraCision" in der Schilddrüsenchirurgie, in der offenen und laparoskopischen Abdominalchirurgie und bei der schließmuskelerhaltenden Rektumresektion. Im selben Jahr gab *Waldenberger* einen Überblick über die Möglichkeiten der endovaskulären Blutstillung mit Mikrospiral- oder Partikelembolisation, TIPS oder endovaskuläre Aortenprothese.

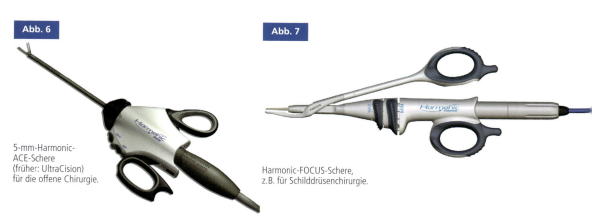

Abb. 6

5-mm-Harmonic-ACE-Schere
(früher: UltraCision)
für die offene Chirurgie.

Abb. 7

Harmonic-FOCUS-Schere,
z.B. für Schilddrüsenchirurgie.

1998 berichtete *Feil* über die Verwendung von UltraCision in der laparoskopischen Chirurgie der komplizierten pelvinen Endometriose.
2000 präsentierte *Feil* die Wertigkeit des harmonischen Skalpells bei der laparoskopischen CHE und in der Schilddrüsenchirurgie.
2001 stellte *Shamiyeh* seine Erfahrungen mit dem LigaSure-Koagulationsgerät bei der laparoskopischen CHE vor. *Feil* verglich im selben Jahr UltraCision mit LigaSure und dem konventionellen HF-Kauter in Hinblick auf die thermische Streuung der Energie. *Tschmelitsch* berichtete im selben Jahr über die transanale Vollwandresektion bei N. recti mit UltraCision.
In den letzten Jahren wurden keine spektakulären Innovationen zum Thema entriert. Die vorhandenen technischen Hilfen wurden handwerklich und aus dem Blickwinkel der Ergonomie verfeinert und angepasst. Der aus den USA kommende Trend zu Einmalgeräten führt in diesem Kontext zu einem finanziellen Mehraufwand und einer wenig nachvollziehbaren Abfallbelastung. Wir sind gefordert, der Industrie gegenüber auf die Entwicklung von wiederverwendbaren oder Hybridinstrumenten zu drängen. Ohne politischen Druck und/oder ökonomische Zwänge wird unser Drängen allein leider nichts fruchten.

„Schneiden und Blutstillen" aus dem Blickwinkel des Operationszöglings

Dass Blutstillen in der Chirurgie ein Problem sein kann, erfuhr ich schon bei meiner Famulatur 1979, als in der Morgenbesprechung vom Hauptdienst nicht von einer „Hämatomausräumung", sondern einer „Hämatomauswechslung" berichtet wurde. Die Freude an minderdiplomatischen Neologismen bewies sich für jenen als nicht unbedingt karriereförderlich.

Mein Eintritt in die I. Chirurgische Universitätsklinik in Wien ermöglichte mir eine hervorragende Ausbildung und bescherte mir daneben auch Erlebnisse, die ich niemals vergessen werde, wie z.B.: *„Weg da, ihr xxxxxx Xxxxxxx* (es waren keine Schmeicheleien), *wir werden uns jetzt den Zugang erzwingen."* Einer schwungvoll verwegenen transhepatischen Umschneidung eines vermeintlichen Gallenblasenkarzinoms folgte wenige Augenblicke später wie hingeworfen der Appell an den Anästhesisten: *„Hasilein, Ihr seid's jetzt schon 7 Konserven hinten."* Gegen Ende der Operation erfuhren wir auf mutige Nachfrage noch Legendäres über die vitale Bedeutung der „zentralen Hilusplatte", also jenes kümmerlichen minderrvaskularisierten Leberbrockens, der nach einer subtotalen Hepatektomie im „Abdomen leer" an einem Pfortaderast baumelnd zurückgeblieben war.
Die Blutstillung erfolgte in dieser Zeit ausschließlich mit dem monopolaren Kauter. Umstechungen und Ligaturen erfolgten auf „OP 39" zwischen 2 Fuchsig-Klemmen. Die „Schmieden" war verpönt. Noch heute erkenne ich problemlos an dieser Technik, ob eine Kollegin/ein Kollege je auf „OP 39" oder einer „Dependence" ausgebildet worden ist.

Als Operationszögling erfuhr ich auch von der Bedeutung der „e vacuo Nachblutung" nach Splenektomie und von der andernorts angeblich geübten Technik, einen aufgeblasenen Handschuh in den linken Oberbauch einzubringen und diesen über Tage schrittweise zu desufflieren. Eine Publikation darüber ist mir leider nicht erinnerlich.
Sicher ernst gemeint war ein Vortrag in den frühen 80ern (Details leider nicht erinnerlich) bei einer ACO-Tagung in Velden über die Verwendung von einer Art „Reißnägeln zur Blutstillung der Sakralvenen in der Chirurgie des Rektumkarzinoms". Ich war fasziniert. Später habe ich begriffen, dass man bei anatomischer Präparation entlang der Waldeyerschen Faszie solche Hilfsmittel gar nicht braucht. Aber es war schon mutig, damit an die Öffentlichkeit zu gehen.

Aus dieser Zeit stammt auch die empirische und erfolgreiche Verwendung eines notfallsmäßig in der Aorta zur intermittierenden Blutstillung nach Ringstripperperforation aufgeblasenen 16er Blasenkatheters. So konnte man – unter dem launigen Beifall der Umstehenden: *„das des bliat', sich i eh"* – rund um den Katheter mehr oder weniger behende einen Aortengraft (aber immer: *„kurzes Höschen, lange Beine!")* einnähen.

Jedenfalls war die große Abdominalchirurgie in den frühen 80ern oft eine recht konservenreiche Angelegenheit. Einen „Bair-Hugger" gab es damals noch nicht. Die Bedeutung der Körpertemperatur für die Aufrechterhaltung einer adäquaten Gerinnung wurde in der Leberchirurgie rasch erkannt. Zitate wie: *„Dann hamma a Fetzenburg 'baut"* (= Perltuchtamponade), *„Dann hamma alles eineg'haut, was die Apotheken hergeben hat"* (= Bedeutung von Gerinnungsfaktoren) stammen aus der Zeit unbeeinflussbarer diffuser Blutungen *("Des woa dann wia bei an Gießamper")* bei Hypothermie und Massentransfusion.

In diese Zeit fiel auch für mich die Erkenntnis, dass der Sauger, der für den Operationszögling jahrelang als fast einziges chirurgisches Instrument zur zeitweise auch selbständigen und -gefälligen Handhabung taugte, nur zum Absaugen von diversen Flüssigkeiten und nicht zum Ansaugen der Hinterwand des Ösophagus bei der Rekonstruktion nach Gastrektomie vorgesehen ist: *„Feil, du Xxxxxxx, wannst des no amol machst, hau i di ausse."* Seither erfreue ich bei jeder der mittlerweile seltenen Gastrektomien alle Anwesenden mit dieser Geschichte.

Zur temporären Blutstillung z.B. beim Anastomosieren des Darmes (damals: mit Seide oder Zwirn!) taugte auch der Tupfer, dessen Fehlverwendung so kommentiert wurde: *„Des is a Tupfer und ka Wischer, deshalb haaßt er jo Tupfer und net Wischer"*. Eigentlich logisch.

Es war eine tolle Zeit!

Anmerkung: Bitte um Nachsicht, wenn ich beim Durchforsten der 50 Kongressbände die eine oder andere wichtige Publikation übersehen haben sollte.

Klammernähte und Klammeranastomosen –
historische und persönliche Reflexionen

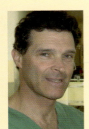

Prim. Univ.-Prof. Dr.
Albert Tuchmann
Chirurgische Abteilung
SMZ Floridsdorf,
Wien

Die Entwicklung der Klammernahttechnik ist im Wesentlichen auf Chirurgen in vier Ländern zurückzuführen: Ungarn, Japan, Russland und USA. Obwohl die heutzutage verwendeten Einweg-Klammergeräte sowohl in laparoskopischer als auch in offener Technik durchaus ultramodern anmuten, ist die Geschichte der Klammernahtapparate 100 Jahre alt.

1908: der erste Klammernahtapparat, 4 kg schwer

Der ungarische Chirurg Professor Humer Hültl führte erstmals 1908 eine 2/3-Resektion des Magens mit Hilfe eines Nähapparates durch (**Abb. 1**). Das Gerät wurde gemeinsam mit dem Instrumentenhersteller Victor Fischer produziert. Das Ziel der Klammernaht zur damaligen Zeit bestand in erster Linie darin, die Bauchhöhle vor Verschmutzung durch Mageninhalt zu bewahren. In einem zweistufigen Arbeitsgang wurde das Magengewebe durch den Klammernahtapparat zuerst zusammengedrückt und in einem weiteren Arbeitsgang die Klammern eingeführt. Sie hatten schon damals die charakteristische B-Form. Dieser erste Klammernahtapparat hatte den Nachteil, dass er vier Kilogramm wog, schwer zu reinigen und zu beladen war und deswegen nur 1–2-mal pro Woche und Klinik verwendet werden konnte.

1921: die Innovation, bis in die 1980er Jahre in Verwendung

13 Jahre später stellte Aladár von Petz, ein Assistent Prof. Kuzmiks an der II. Chirurgischen Universitätsklinik in Budapest, einen Klammernahtapparat vor, der in mehr oder minder unveränderter Form bis in die 1980er Jahre weltweit in Verwendung stand. Dieses Instrument gleicht einer großen Payr-Klemme mit etwa 120 Grad abgehendem Handgriff. Zu diesem Gerät gehören eine Feststellschraube sowie ein Rad, durch dessen drehende Bewegung die Klammerung des Gewebes ausgelöst wird (**Abb. 2**). Dieser neue Klammernahtapparat war wesentlich leichter als das Hültlsche Gerät, daher einfacher zu reinigen und wieder zu beladen. Die Klammern bestanden aus Neusilber und nicht mehr aus Draht, es wurde eine doppelte Klammernahtreihe statt einer vierfachen hergestellt.

Petz stellte seine Erfindung bei der 8. Jahrestagung der Ungarischen Gesellschaft für Chirurgie 1921 vor. Diese revolutionäre Operationstechnik war den meisten Zuhörern fremd. So war es nicht verwunderlich, dass die einzige Diskussionsbemerkung von Prof. Hültl, dem damals herausragenden Chirurgen Ungarns, kam: Dieser zückte sein Brillenetui, legte den Petzschen Klammerapparat an dieses an, aktivierte die Klammerung, betrachtete das Wunderwerk, gratulierte dem jungen Dr. Petz, damals 32 Jahre alt, und nahm die von

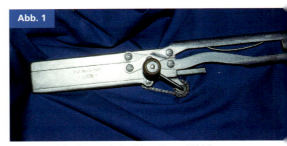

1908 entwickelte der ungarische Chirurg Humer Hültl den ersten Klammernahtapparat

ihm selbst entwickelte Magennähmaschine vom Markt.
Bereits etwa 30 Jahre zuvor hatte Theodor Billroth an der II. Chirurgischen Universitätsklinik in Wien erfolgreich eine Magenresektion durchgeführt. Aber erst durch nachstehende Verbesserungen der Hygiene *und* der Operationstechnik konnten die Ergebnisse der resezierenden Chirurgie im Bauchraum verbessert werden:
1. Semmelweis: Einführung der Hygiene durch chirurgische Handdesinfektion.
2. Lister, ein englischer Chirurg: Desinfektion von Patienten, Haut und Instrumenten mit Karbol.
3. Klammernahttechnik (Petz, Nakayama): Verhinderung des Austrittes von Magen- oder Darminhalt in die Bauchhöhle.

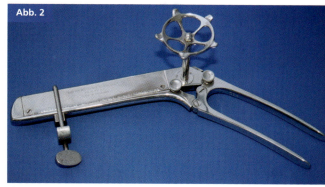

Klammernahtapparat von Aladár von Petz (1921 entwickelt), der bis in die 1980er Jahre weltweit in Verwendung stand

Interessanterweise gelang dem Petzschen Klammerapparat erst dann die entsprechende Verbreitung, als die Firma Jetter und Scheerer in Tuttlingen, Deutschland, die Produktion übernahm.
Dr. Petz wurde 1922 in Györ Vorstand der chirurgischen Abteilung. Diese Position bekleidete er bis zu seinem Tode im Jahre 1956. Aladár von Petz hatte keinerlei finanzielle Vorteile durch seine Erfindung. In Japan wurden Klammernahtgeräte durch Tomoda (1937) und Nakayama weiterentwickelt (**Abb. 3**).

Am Rad drehen dürfen – eine besondere Ehre

Mir selbst sind sowohl Petzscher Klammerapparat als auch die Modifikation von Nakayama aus meinen Anfängen im Operationssaal bestens bekannt. Mit Stolz durfte der Chirurgieneuling Tuchmann, noch viel früher Operationszögling genannt, das Rad am Petzschen Klammernahtgerät drehen oder die Quetsche beim Nakayamaapparat betätigen. Viel später bedurfte es schon eines Ausbildungsassistenten oder Oberarztes der Chirurgie, den der verehrte Lehrer und vormalige Chef des Schreibers dieser Zeilen, Prof. Dinstl, mit der Funktion des „Gun-Man" betraute: Dieser „feuerte" oder „schoss" die Anastomose nach vorderer Resektion mittels des transanal eingeführten Circular-Staplers ab.
Eine Weiterentwicklung stellte das Klammernahtgerät nach Friedrich-Neuffer (1934) dar. Es wurde von der auch heute bekannten Firma Ulrich produziert. Die Neuerung bestand in der Möglichkeit, den Klammernahtapparat durch Ersetzen der Klammern in Magazinform mehrmals pro Operation einzusetzen. Ein ähnliches Gerät stellte der Österreichische Chirurg Hans von Brücke 1935 in Wien vor.

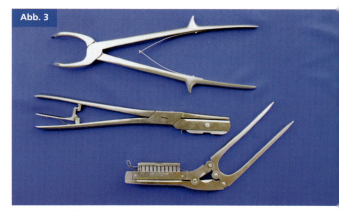

Klammernahtgerät nach Nakayama

Moderne Gerätschaft: zwei Bronchusklammernahtgeräte um 440 Rubel

Die entscheidende Entwicklung in Richtung moderner Gerätschaft unserer Tage fand in Russland in den 50er Jahren des 20. Jahrhunderts statt: Eine amerikanische Delegation machte sich zu einer Reise in den Osten auf, dem Gerücht folgend, dass es in der damaligen Sowjetunion gelungen sei, Blut für 3 Jahre zu konservieren und erst dann als Transfusion zu verwenden. Trotz Aktivitäten der Geheimdienste beider Staaten war es nicht möglich, den Wahrheitsgehalt zu finden. Stattdessen, gewissermaßen als Nebenprodukt der Studienreise, wurde den amerikanischen Ärzten die intensive Forschung an Klammernahtgeräten am Moskauer Institut für Instrumentenforschung bekannt.

Der Chirurg Prof. Ivan Brown von der Duke University (Durham, North Carolina) sowie der aus Russland stammende Mark Ravitch aus Baltimore, ein weiterer Hämatologe sowie ein Biochemiker machten sich auf die lange Reise. In Moskau bzw. Kiew angekommen, wurde der Delegation vom staatlichen Intourist-Reisebüro mitgeteilt, dass das Institut (für Blutkonservierung) „überraschend" und vor Jahren um 450 km nach Osten verlegt worden sei. Dafür könne die amerikanische Delegation alle anderen medizinischen Einrichtungen in Kiew besuchen. In der Folgezeit beobachteten Brown und Ravitch den Thoraxchirurgen Arnosov bei seinen Operationen in erster Linie wegen Tuberkulose. Arnosov verschloss bereits 1958 Bronchien, Gefäße und Lungenparenchym gleichermaßen mit dem in Russland entwickelten Klammernahtgerät. Auch war die Anastomosierung von Blutgefäßen mit Klammernahtgeräten möglich, mit der Einschränkung, dass diese Arterien frei von arteriosklerotischen Veränderungen sein mussten. Hingegen hatte Arnosov bereits 200 Lungenresektionen wegen Tuberkulose oder Karzinom mit seinem Klammernahtapparat durchgeführt.

Die Gerätschaft wurde in dem 1951 gegründeten „wissenschaftlichen Forschungsinstitut für experimentelle chirurgische Geräte und Instrumente" in Moskau hergestellt. Der Leiter war Prof. Ananiev. Das Institut hatte über 200 Mitarbeiter: Ärzte, Techniker, Maschinenbauer und Ingenieure. Die Klammernahtgeräte wurden im Tierversuch geprüft und im dem Institut angeschlossenen Krankenhaus am Menschen angewendet. Es wurden praktisch alle Gewebearten mit Klammernahttechniken versorgt: Knochen, Blutgefäße, Lunge sowie Magen und Darm.

Später auf dieser Studienreise, entdeckte Ravitch in Leningrad (heute St. Petersburg) ein für das damalige Russland äußerst ungewöhnliches Fachgeschäft, in dem sämtliche Geräte eines modernen Operationssaales zur Schau gestellt wurden. Nur ein Klammernahtgerät konnte nicht gesichtet werden. Auf die Frage, ob es ein solches gäbe, wurde eine positive Antwort gegeben und aus einem Hinterzimmer ein derartiges hervorgeholt. Ravitch und Brown erstanden darauf zwei Bronchusklammernahtgeräte (UKB) um 440 Rubel, die sie mit einigen Schwierigkeiten in die USA brachten.

Mark Ravitch übernahm 1958 die Leitung der chirurgischen Abteilung im Baltimore City-Hospital. Das russische UKB-Klammernahtgerät wurde experimentell an Bronchien, Magen und Darm angewendet, klinisch aber nur bei Lungenresektionen (139 Operationen). Die neue Operationstechnik gab Ravitch an seine Oberärzte weiter: dem aus Wien stammenden Peter Weill (ein Schüler von Wolfgang Denk) sowie dem Luxemburger Félicien Steichen, der gemeinsam mit Ravitch zum Vater der modernen Klammernahttechnik werden sollte.

Magazine statt händischer Ladung

1963 stieß der Geschäftsmann Leon Hirsch anlässlich eines Gespräches mit einem Patentanwalt in New York auf das vormals russische Klammernahtgerät, das Letzterer als Briefbeschwerer verwendete. Neugierde und Geschäftssinn brachten Leon Hirsch schließlich mit Prof. Ravitch zusammen. Dieser demonstrierte das Klammernahtgerät und betonte die Vorteile: geringes Gewebetrauma, weniger Blutverlust, weniger Austritt von Magen- und Darminhalt und schließlich Verkürzung der Operationszeit. Für den Medizinlaien Hirsch war es ein Schock, dass durch die Klammerung metallische Fremdkörper im Patienten zurückblieben. Andererseits erkannte er den wesentlichen Nachteil des Klammernahtgerätes: die händische Ladung des Gerätes mit Einzelklammern. Es mussten Nachladeeinheiten (Magazine) geschaffen werden, um eine bessere Anwendung bei der Operation zu ermöglichen. Schließlich wurde 1964 die United States Surgical Corporation (USSC) gegründet. Unterdessen

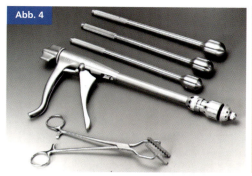 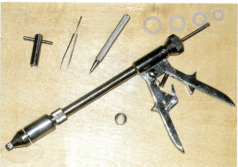

Seit 1977 ermöglichen Circular-Stapler die Anastomose von Ösoophagus, Colon und Rektum

forschten Ravitch, Weill, der inzwischen Chirurgiechef eines städtischen Spitals in der Bronx geworden war, und Steichen emsig an der Weiterentwicklung der Klammernahtgeräte. Schließlich fanden sich Ravitch und Steichen wieder am Montefiore-Hospital in Pittsburgh, wo sie Leiter der chirurgischen Abteilung und Mitglieder der University of Pittsburgh wurden.
Bis 1967 war es gelungen, lineare Klammernahtgeräte mit Ladeeinheiten sowie Geräte für den Haut- und Faszienverschluss zu erzeugen. Diese Geräte sind in veränderter Form als Einweggeräte bis zum heutigen Tag in Gebrauch (TA 30 bis TA 90 sowie GIA). Die neuen Klammernahtapparate verfügten über austauschbare Klammermagazine. Es konnten Verschlüsse am Bronchus, am Lungenparenchym, am Magen, Dünn- und Dickdarm sowie Seit-zu-Seit-Anastomosen durchgeführt werden.

Stapler für alle denkbaren Applikationen und Zugänge

Es dauerte weitere 10 Jahre (1977), bis ein Circular-Stapler (EEA) mit Ladeeinheiten eingeführt wurde (**Abb. 4**). Durch den Circular-Stapler waren Anastomosen in anatomisch schwer zugänglichem Gebiet möglich: hoch im Abdomen, in Zwerchfellnähe (Ösophagojejunostomie) sowie tief im kleinen Becken vordere und tiefe vordere Rektumresektion. In den folgenden Jahrzehnten konnte dadurch der Anteil kontinenzerhaltender Operationen in der Rektumchirurgie wesentlich gesteigert werden. Die neoadjuvante Therapie des Rektumkarzinoms brachte noch eine weitere Verbesserung.
Mit zunehmender Anwendung gingen Chirurgen dazu über, die Klammernahtreihen nicht mehr zu serosieren.
Andere Applikationen folgten: Die Schlauchbildung des Magens zum Ersatz des Ösophagus, die Pouchbildung an Ileum und Colon usw.
Das Fundament der Erfolgsgeschichte war geschaffen: Klammernahttechniken und -anastomosen haben die Chirurgie wesentlich verbessert und sind aus der täglichen Arbeit im Operationssaal nicht mehr wegzudenken. Die Geräte von Hültl, Petz, die Entwicklung in Russland um 1958, die Beiträge von Ravitch und Steichen – sie sind zweifellos die Meilensteine!
Die letzten 30 Jahre stellen eine Fortsetzung der Pioniertaten der ersten 70 Jahre dar. Unter enormem Druck der Industrie, Einsatz von Hochtechnologie und Einbringen von praktischen chirurgischen Aspekten sind laufend neue Geräte entstanden, die im Folgenden nur kursorisch erwähnt werden können. In diese Zeit, namentlich nach 1989, fällt auch die Einführung und ständige Weiterentwicklung der laparoskopischen Chirurgie.
1980: Einwegklammernahtapparate mit Nachladeeinheiten.
1984: Einführung resorbierbarer Klammern.
1986: Der erste dreh- und abwinkelbare Klammerapparat (Rotikulator).
1989 hat sich der derzeitige Präsident der Österreichischen Chirurgengesellschaft (A.T.) in die unendli-

> **Abb. 5**
>
> Dig Surg 1989;6:180–184
>
> © 1989 S. Karger AG, Basel
> 0253–4886/89/0064–0180$2.75/0
>
> ## The EEA Stapling Instrument in Gastric Cancer Surgery
>
> *Albert Tuchmann, Georg Prendinger, Christian Armbruster, Karl Dinstl*
> 1st Department of Surgery, Hospital Rudolfstiftung, Vienna, Austria

che Liste von Klammernahtpublikationen verewigt: 88 zirkuläre Anastomosen mit dem distalen Ösophagus mit einer einzigen Anastomoseninsuffizienz wurden berichtet (**Abb. 5**).
1989: Erstmalige Vorstellung von Klammernahtapparaten für den laparoskopischen Einsatz: automatisches Klippinstrument (Einweginstrument mit integriertem Klippmagazin zum Verschluss von Ductus cysticus und Arteria cystica).
1991: Endo-GIA mit Ladeeinheiten.

Ferner wurden entwickelt:
So genannte Hernienstapler zum Anheften des Netzes in der laparoskopischen Hernienchirurgie, Stapler für die Adipositaschirurgie, Circular-Stapler für die Stapler-Hämorrhoidektomie.

Was sonst noch zu bedenken wäre …

Viele Probleme und Komplikationen in Zusammenhang mit Klammernaht und Klammeranastomose waren neu für Chirurgen: Einerseits wurden technische Probleme beobachtet, die Klammern gingen vor den Augen des entsetzten Operateurs einfach auf, andererseits wurden postoperative Komplikationen dem Klammernahtgerät zugeschrieben: Der Chirurg war in solchen Fällen überzeugt, bei der Operation „alles richtig gemacht zu haben". Dieser letztgenannte Umstand ist bei Handnaht nicht möglich, da hier ein selbstkritischer Chirurg die „Schuld" wohl bei sich suchen wird. – Eine spezielle Gruppe stellen die Fälle der falschen Anwendung dar: Es wird zu viel oder zu wenig Gewebe gefasst, das Gewebe ist zu schlecht durchblutet usw. Auch soll es den Fall schon gegeben haben, bei dem ein Circular-Stapler nach geschossener Anastomose „entfernt" wurde, ohne die Schraube aufzudrehen und damit das Gerät zu öffnen. Die „einschneidenden" Folgen am Rektum kann man sich vorstellen, … die Reparatur des Schadens war entsprechend schwierig!

Die Aufzählung der Geräte und ihrer Anwendungen erhebt keinen Anspruch auf Vollständigkeit. Auch ist der Fantasie für zukünftige Entwicklungen Tür und Tor geöffnet. Möge der gegenwärtige Stand der Klammernahtgeräte oder Stapler, wie sie jetzt heißen, sowie die zukünftige Entwicklung ein integrierender Bestandteil der Bereicherung chirurgischer Methoden sein, bessere Ergebnisse bringen und dem Wohl der Patienten dienen.

Literatur:
Heinrich Peyers: Von der Ameise zur Schlüssellochchirurgie, Entwicklungen in der Geschichte der Klammernaht; Auto-Suture Tönisvorst 1999

50 Jahre Hernienchirurgie – entscheidende Verbesserungen!?

Bei intensiver Auseinandersetzung mit der Chirurgie von Bauchwandhernien herrscht die Überzeugung, dass in den letzten Jahren durch die Einführung von Kunststoffen und der Möglichkeit der Laparoskopie die Hernienchirurgie entscheidend verändert wurde. Alte Dogmen wurden durch revolutionäre Neuerungen widerlegt und neue Maßstäbe im Outcome gesetzt. Kurze Spitalsaufenthalte bis hin zur ambulanten Chirurgie sowie rasche Rehabilitation bei niedriger Rezidivrate sind besonders in der Leistenhernienchirurgie für Patient und Operateur hoch zufrieden stellende Ergebnisse. Unterstützt durch moderne Untersuchungsmethoden wie z.B. Sonographie, CT und MR können Diagnostik und postoperative Detektion von Komplikationen wesentlich erleichtert werden und dadurch noch bessere Operationserfolge erzielt werden.

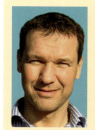

**Dr.
Christian Hollinsky**
Präsident der
Arbeitsgemeinschaft für
Hernienchirurgie (AHC),
Chirurgische Abteilung, SMZ
Floridsdorf, Wien

Inhalte von damals – immer noch aktuell

Mit diesem Wissen und dem Glauben an den rasanten Fortschritt in der Medizin fällt der Blick ins Archiv recht ernüchternd aus. Bereits 1962 wurde beim deutschen Chirurgenkongress das Thema Bauchwandhernien derart umfassend und mit heute noch gültigem Wissensstand präsentiert, dass Vorträge von damals auch noch heute als „aktuell" präsentiert werden könnten. Es wurden damals bereits elementare Erkenntnisse der Hernienchirurgie vorgetragen, die leider wieder in Vergessenheit gerieten.

Vor allem T. v. Lanz beschrieb eindrucksvoll in seinem Vortrag **„Praktische Anatomie der Bauchwand"** die entscheidende Wirkung der Bauchmuskeln auf den Bauchinnendruck:

*(…) Dieser intraabdominelle Binnendruck, die unerlässliche Voraussetzung jeder Hernienbildung, leitet sich vom Tonus aller den Bauchraum begrenzenden Muskeln ab (**Abb. 1a**). Insgesamt muss man daher den Bauch als eine Muskelblase auffassen, deren Tonus die Eingeweide stets und überall, wenn auch in schwankender Größe, unter Druck hält.*

*(…) Man darf nicht nach deskriptiver Art die schrägen Muskeln als Externus und Internus einer Seite betrachten, sondern viel mehr nach dem Vorgang von Strasser (1913) und Mollier (1931) die dazugehörigen kontralateralen Muskeln als funktionelle Einheit je eines Schrägzuges auffassen (**Abb. 1b**).*

In gleicher Weise berichteten beim selben Kongress auch einige berühmte Österreicher wie P. Fuchsig (Wien) über **„Ursachen, Vorkommen und Verhinderung von Narbenbrüchen"**:

(…) Die Medianschnitte sind etwa viermal so häufig mit Narbenbrüchen belastet (15,11 %) als alle anderen Bauchschnitte zusammengenommen (3,44 %).

(…) Forssell konnte 1960 durch fortlaufende Röntgenkontrollen zeigen, dass beiderseits an den Faszienrändern von Laparotomiewunden zur Markierung angebrachte Silberklipse postoperativ langsam bis zu einer Distanz von 15 mm auseinanderweichen können. Er führte dies auf die Zugkräfte der drei lateralen Bauchmuskeln zurück, die über die Rektusscheiden auf die Mittellinie fortgeleitet werden. Die Mm. recti selbst sind an diesem Mechanismus nicht beteiligt.

(...) Da genügend Befunde schließlich auf die Entstehung der Narbenhernien an umschriebener Stelle, also auf eine Lücke zwischen zwei Einzelknopfnähten hinweisen, muss als Prophylaxe die fortlaufende Naht der Bauchwand vorgeschlagen werden.

Vor 50 Jahren schon: Netze zur Verstärkung

Auch wurden bereits vor 50 Jahren bei großen Hernien verschiedene Netze zur Verstärkung verwendet. So berichtete E. Rappert (Wien) bei seinem Vortrag 1963 über **„Supramidnetze bei Bauchbrüchen"**:

(...) Unabhängig voneinander publizierten in den Jahren 1949–1951 Testa die Verwendung von Nylonnetzen, Kneise die von Perlon- und Rappert die von Supramidnetzen (Supramid entspricht dem deutschen Pehafil [= Superpolyamid]). Das Studium der Literatur und die Vorträge und Diskussionen auf der IV. Tagung der Österreichischen Gesellschaft für Chirurgie und Traumatologie im Juli 1962 in Salzburg haben gezeigt, dass derzeit ein Großteil der Autoren den Verschluss großer oder übergroßer Bauchwandhernien entweder mit Cutislappen nach Rehn oder mit Kunststoffnetzen vornimmt.

(...) Soll der Patient aus sozialen oder medizinischen Gründen rasch das Bett verlassen, dann ist der Kunststoff gegenüber der Cutislappenplastik zu bevorzugen.

Der Österreicher W. Mandl aus Steyr berichtete 1963 in seinem Vortrag **„Das Tantalnetz bei der Versorgung von Bauchnarbenbrüchen"** bei einem Beobachtungszeitraum von 5,5 Jahren über eine durchaus beachtliche Rezidivrate von lediglich 8,5 %.
Auch wurde bereits vor 50 Jahren in vergleichbarer Weise die Diskussion über den Einsatz von Kunststoffprothesen geführt. Der Pharmakologe und Toxikologe H. Öttel (Ludwigshafen a. Rh., D) in **„Biologische Probleme bei der Implantation von Kunststoffen"**:

(...) Wie Sie alle wissen, wird die Verwendung von Kunststoffen zur Alloplastik von konservativen Chirurgen abgelehnt, manchmal sogar verboten. Jüngere fortschrittliche Chirurgen befürworten sie mit oft bewundernswertem Optimismus.

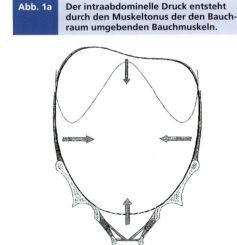

Abb. 1a Der intraabdominelle Druck entsteht durch den Muskeltonus der den Bauchraum umgebenden Bauchmuskeln.

Bei Muskelkontraktion (z.B.: Husten oder Lachen) erhöht sich der intraabdominelle Druck

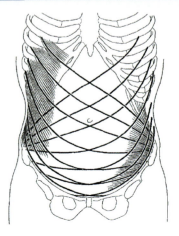

Abb. 1b Darstellung der funktionellen Einheit der schrägen Bauchmuskeln über die Mittellinie hinweg.

(...) Dass der Versuch, Faszien z.B. bei Bruchoperationen durch Kunststoff-Folien zu ersetzen, zum Misserfolg verurteilt war, ist uns inzwischen selbstverständlich geworden. Hier haben sich Kunststoffgewebe aus Polyäthylen mit relativ großen Maschen, wie das von Usher empfohlene „Marlex"-Netz, besser bewährt (**Abb. 2**).

Abb. 2	Darstellung der 1963 in der Hernienchirurgie bereits verwendeten Kunststoffe.
Polyäthylen Polythen, Marlex	$(-CH_2-CH_2-)_n$
Polytetrafluoräthylen Teflon	$(-CF_2-CF_2-)_n$
Polyacrylnitril Orlon	$(-CH_2-CH-)_n$ $\quad\quad\quad\quad\quad\quad\;\;\mid$ $\quad\quad\quad\quad\quad\quad\;\;CN$
Polymethylmethacrylat Plexiglas	$\quad\quad\quad\quad COOCH_3$ $\quad\quad\quad\quad\mid$ $(-CH_2-C-)_n$ $\quad\quad\quad\quad\mid$ $\quad\quad\quad\quad CH_3$
Polyester (der Terephthalsäure) Dacron	$(-OC-R-COO-R'-O-)_n$
Polyamide Supramid, Nylon, Perlon	$-(CO-R-CO-NH-R'-NH)_n$ $-(CO-R-NH)_n$

Vor 25 Jahren: Diskussion um Nahttechniken

In den nächsten Jahren wurden in der Hernienchirurgie die Ergebnisse verschiedenster Nahttechniken gegenübergestellt. So wurden im Jahr 1983 beim Leistenbruch die verschiedenen Bassini-Techniken (z.B. Bassini-Kirschner oder Bassini-Lotheisen), Mc-Vay, Halsted, Shouldice, Ferguson etc. mit Rezidivraten von 0,7 % bis 40 % präsentiert. V. Schumpelick empfahl bereits damals die Shouldice-Plastik mit Rezidivraten von unter 2 %.

Interessant war damals wie heute ein der Leistenbruchgröße angepasstes Operationsverfahren. P.F. Nockemann (Duisburg, D) berichtete in seinem Vortrag: „**Morphologisch differenzierte Operationstechnik beim Leistenbruch des Erwachsenen**" bei 543 Erwachsenen eine Rezidivrate von nur 1,3 %. Dies gelang ihm durch Vermeidung von Spannungsnähten bei Bruchpfortengrößen von über 2 cm durch den Einsatz eines Polyesternetzes (in Lichtensteintechnik) (**Abb. 3**).

Auch am österreichischen Chirurgenkongress des Jahres 1988 behandelten die Referenten in erster Linie die unterschiedlichen Nahttechniken beim Leistenbruch. Von 12 Referenten beschäftigte sich nur ein einziger (P. Klein, Erlangen, D) mit einer Netzimplantation als brauchbare Alternative zur konventionellen operativen Therapie beim Rezidivleistenbruch.

Laparoskopie bringt Leben in die Herniensitzungen

Erst durch die Laparoskopie und deren möglicher Einsatz für die Therapie der Leistenhernie Mitte der 90er Jahre wurden die Herniensitzungen so richtig wieder belebt.

Am österreichischen Chirurgenkongress 1993 präsentierten die österreichischen Pioniere der lap. Hernie ihre ersten Ergebnisse. Vor mir sprachen H.W. Waclawiczek, M. Scheyer, P. Sandbichler und K. Miller und berichteten durchwegs positive Ergebnisse bei kurzen Beobachtungszeiten. Das Publikum zeigte sich wenig beeindruckt und die Ablehnung gegenüber dieser Technik kam nach meinem Vortrag zu ihrem Höhepunkt. Ein bekannter Primarius stellte gekonnt ein paar Fragen bezüglich möglicher Komplikationen und fehlender Langzeitergebnisse und richtete sich zuletzt mit einer Frage an das Publikum: „Angesichts dieser Ergebnisse möchte ich Sie fragen, wer möchte sich seine Hernie laparoskopisch operieren lassen?" Mit mir waren es gezählte 3 von ca. 200 Zuhörern. Ich schlich mit gesenktem Kopf vom Rednerpult und musste erkennen, dass es noch lange dauern würde, bis diese Technik eine breite Akzeptanz finden würde.

Der darauf folgende deutsche Chirurgenkongress 1994 zeigte in noch deutlicherer Weise, dass der Großteil der Chirurgen dieser neuen Methode kritisch gegenüberstand. In seiner mitreißenden Rede: „**Kritische Bewertung der laparoskopischen Hernienchirurgie**" schaffte es V. Schumpelick glänzend, die Kritiker dieser neuen Technik hinter sich zu formieren. Seine 10 Argumente gegen die lap. Hernie sind bereits legendär und hatten weit reichende Konsequenzen:

1) Ein extraperitonealer Eingriff wird zum intra- bzw. präperitonealen Eingriff.
2) Große Methodenvielfalt ohne gesicherten Standard.
3) Fixation des Netzes ist unsicher und riskant.
4) Die Indikation ist eingeschränkt, keine Notfalleingriffe, keine Kinder.
5) Lap. Techniken erfordern Allgemeinnarkose.
6) Lap. Technik ist kostenaufwendiger.
7) Die Technik ist schwierig und zeitaufwendig.
8) Fehlende Langzeitergebnisse zu Komplikationen und Rezidivrate.
9) Implantation von Fremdmaterial.
10) Keine Vorteile.

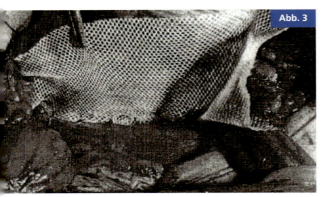

Einsatz eines Polyesternetzes 1983 bei größeren Leistenhernien (in Lichtensteintechnik) von P.F. Nockemann.

Nach jedem einzelnen Argument setzte tosender Applaus nahezu aller Zuhörer ein, sodass die wenigen Befürworter der neuen Technik einer breiten Ablehnung gegenüberstanden. Der Nachredner, der die Vorzüge der neuen Technik präsentieren sollte, war angesichts dieser brillanten Rede chancenlos.

Inwieweit diese Rede von Schumpelick einen Einfluss auf die Hernienchirurgie der nächsten Jahre hatte, überlasse ich der Beurteilung des Lesers. Tatsache ist jedenfalls, dass die lap. Hernie in Deutschland nicht so recht in Schwung kam, und wenn, wurde im Gegensatz zu Österreich bevorzugt die TEP-Technik (totale extraperitoneale Technik) eingesetzt.

In den nächsten Jahren entwickelte sich die lap. Hernientechnik rasch weiter und erfreute sich zunehmender Beliebtheit. So war es nicht überraschend, dass sich beim österreichischen Chirurgenkongress im Jahre 2000 alle Hernienvorträge mit der Laparoskopie beschäftigten. Verschiedene Netze wie das VYPRO-Netz wurden präsentiert (K. Bermoser, Hall in Tirol) und Fremdkörperreaktionen auf das Mesh (M.R. Hoda, Tulln) dargestellt. Ebenso lagen die ersten 5-Jahres-Ergebnisse nach TAPP- (A. Gohm, Feldkirch) und TEP-Technik (A. Scierski, Großburgwedel, D) vor und belegten, dass diese Methode in der Hand eines geübten Chirurgen effizient und sicher ist.

Neben der Laparoskopie erfreute sich die **Lichtensteintechnik** zunehmender Beliebtheit, wobei 2002 bereits verschiedene Fixiertechniken – nämlich Nähen oder Kleben – im Vortrag von Herrn Ch. Helbing (Aarau, CH) präsentiert wurden. In diesem Jahr wurden auch die in Österreich nur selten durchgeführten Netzverstärkungen wie z.B. die **Rutkow-Plastik** von F. Lang aus Neunkirchen vorgestellt.

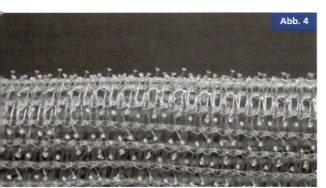

Selbsthaftendes Parietene-Progrip-Netz. Deutlich sind die kleinen Häkchen an der Netzunterseite erkennbar.

Den Bogen spannen: von der Leistenhernie zur ventralen Bauchwandhernie bzw. Narbenhernie

Die Versorgung der Leistenhernie hat sich in den letzten Jahren in Österreich eingependelt auf die Lichtenstein-Technik (ca. 40 %), laparoskopische TAPP-Technik (ca. 30 %), Nahttechniken (hier in erster Linie die Shouldice-Plastik mit ca. 25 %) und seltene Therapieformen wie z.B. die Rutkow-Plastik oder das UHS-System.

Wesentlich mehr Augenmerk wird der Versorgung der ventralen Bauchwandhernie bzw. der Narbenhernie geschenkt, da derzeit mit keiner Technik zufrieden stellende Ergebnisse erzielt werden können. Zwar konnte auch hier z.B. Frau E. Huber (Linz) bei ihrem Vortrag beim österreichischen Chirurgenkongress 2002 über die **„laparoskopische Versorgung von Narbenhernien"** zeigen, dass mit dieser Technik die direkten postoperativen Komplikationen und Beschwerden der Patienten reduziert werden können, jedoch lagen damals noch keine Langzeitergebnisse vor.

In den darauf folgenden Jahren beschäftigte man sich zunehmend mit den in großer Vielfalt vorliegenden Kunststoffen und Operationstechniken sowie mit den sich dadurch ergebenden Fragen. 2005 wurde unter anderem über **Biokompatibilität** (D. Weyhe, Bochum, D), **Implantatentwicklung für die lap. Narbenhernie** (D. Berger, Baden-Baden, D) oder aber auch über **die Möglichkeiten der anatomischen Wiederherstellung der Bauchdecke** (H. Piza-Katzer, Innsbruck) berichtet.

Dem heurigen 50. österreichischen Chirurgenkongress in Wien, der unter der Präsidentschaft von Prof. Dr. A. Tuchmann abgehalten wird, sehe ich mit großer Freude entgegen. Hier wird in beiden Herniensitzungen über Leistenhernie und Narbenhernie der Bogen vom Kunststoffnetz hin zu neuartigen biologischen Netzen und von experimentell ermittelten Daten zu den klinischen Ergebnissen nach Hernienoperationen gespannt. Als große Schwachstelle aller Techniken werden derzeit die verschiedenen Befestigungen der Kunststoffe angesehen. Die Vorträge beschäftigen sich unter anderem

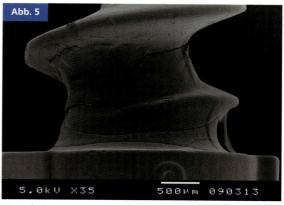

REM Aufnahme eines resorbierbaren Fixierelementes des AbsorbaTack 2 Monate nach Implantation im Tierversuch. Dieses Element ist aus Polylactidsäure und nach einem Jahr vollständig resorbiert.

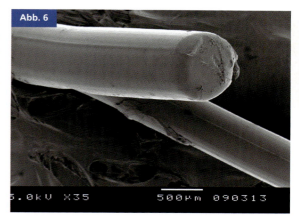

REM Aufnahme eines resorbierbaren Fixierelementes des I-Clip 2 Monate nach Implantation im Tierversuch. Auch dieses Element, welches ebenfalls aus Polylactidsäure besteht, ist nach einem Jahr resorbiert.

mit Kunststoffklebungen (R. Fortelny, Wien), selbsthaftenden Netzen (**Abb. 4**) (T. Kolbe, Wien) oder mit resorbierbaren Fixierelementen (**Abb. 5, 6**) bei der IPOM-Technik (intraperitoneal Onlay) (C. Hollinsky, Wien). Ein großes Augenmerk gilt den biologischen Netzen, die laut Firmen umgebaut und mit körpereigenem Kollagen durchwachsen werden. Der Vorteil dieser Netze sollte dadurch die Vermeidung von im Körper verbleibendem Fremdmaterial sein. Ob dies wirklich so ist, wird uns unser Gastredner D. Weyhe (Oldenburg, D) in seinem Übersichtsreferat berichten. Ebenso werden experimentelle und klinische Ergebnisse mit diesen Netzen von A. Petter-Puchner (Wien) und von R. Pullan (Torquay, GB) präsentiert.

Zusammenfassend war es für mich sehr überraschend, dass viele der heute vorherrschenden Anschauungen in der Hernienchirurgie bereits vor 50 Jahren vorlagen. Es würde mich sehr freuen, wenn unsere Theorien der Jetztzeit auch beim 100-jährigen österreichischen Chirurgenkongress noch Gültigkeit besitzen würden.

Literatur beim Verfasser

Die Entwicklung der Herzchirurgie in Österreich,
abgebildet in den Kongressbänden der Österreichischen Gesellschaft für Chirurgie

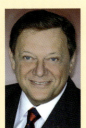

Univ.-Prof. Dr. Ernst Wolner
Präsident der ÖGC 1990

Die ersten herzchirurgischen Eingriffe in Österreich fanden Ende der Vierzigerjahre an der II. Chirurgischen Universitätsklinik in Wien nach einem Besuch des berühmten schwedischen Chirurgen C. Crawford statt. Denk und Steinhart führten geschlossene Mitralvalvulotomien, Duktus-Botalli-Ligaturen und Korrekturen der Coarctation durch. Etwas später wurden diese Eingriffe – alle in sehr geringer Zahl – auch an der I. Chirurgischen Universitätsklinik in Wien durch Hienert und in Graz durch Spath durchgeführt.

Erste Tagungen – ohne herzchirurgische Beiträge

Die Österreichische Gesellschaft für Chirurgie (ÖGC) wurde 1959 gegründet, der erste Kongress mit einem Kongressband fand in Graz statt. Ein Jahr vorher hatte Zenker in Marburg die erste erfolgreiche offene Herzoperation mit Hilfe der extrakorporalen Zirkulation in Deutschland durchgeführt. In Österreich waren zu dieser Zeit keine Aktivitäten sichtbar. So ist es nicht verwunderlich, dass die Herzchirurgie im ersten Kongressband der ÖGC (1959) nicht vorhanden ist. Bei der zweiten Tagung 1960 in Graz berichtete dann Rudolf Zenker, in der Zwischenzeit Klinikchef in München, über Besonderheiten der Korrektur von Herzfehlern mit Hilfe der Herz-Lungen-Maschine.

Auch bei der dritten Tagung 1961 in Wien gab es keinen Beitrag zur Herzchirurgie aus Österreich. K. Kremer, damals Oberarzt in Düsseldorf, berichtete über 5 Fälle von Verletzungen der thorakalen Aorta, die mit Hilfe eines Linksherzbypasses versorgt wurden. Peter Satter, ursprünglich Assistent in Graz, zu dieser Zeit in Düsseldorf und später Klinikchef in Frankfurt, hielt einen interessanten Vortrag über intra- und postoperative Kontrolle des Operationserfolges und Überwachung des Herzminutenvolumens durch Farbstoffverdünnungskurven. Es ist dies die erste Arbeit in den Kongressbänden der ÖGC, bei der Ergebnisse physiologischer Grundlagenforschung auf den Menschen übertragen wurden. Die Arbeiten Peter Satters zu dieser Zeit waren wesentlich vom Düsseldorfer Kreislaufphysiologen Lochner beeinflusst, der damals als bedeutendster Vertreter seines Faches in Deutschland galt.

1964 – erste Kongressaktivitäten

Im Kongressband der 4. Tagung (1962 in Salzburg) und auch der 5. Tagung (1963 in Graz) sind keine herzchirurgischen Arbeiten verzeichnet. Allerdings war hier erstmalig eine Sitzung über experimentelle Chirurgie Teil eines Kongresses. Es ist insofern interessant, dass 1963 die Herzchirurgie beim Kongress nicht vertreten war, hatten doch im Herbst 1962 zuerst Krafft-Kinz in Graz mit Hilfe eines Münchner Teams um Klinger und Borst und etwas später Helmer in Wien mit Hilfe des bedeutenden amerikanischen Herzchirurgen Bahnson die ersten erfolgreichen Herzoperationen mit Hilfe der Herz-Lungen-Maschine durchgeführt. Diese Aktivitäten spiegelten sich erst im Kongressband der 6. Tagung 1964 in Wien wider. Hier waren es bereits 4 Vorträge über kardiovaskuläre Chirurgie, unter anderem ein

Vortrag von Spath aus der Grazer Klinik über 216 mit Hilfe der Herz-Lungen-Maschine operierten Patienten mit einer für die damalige Zeit äußerst niedrigen Sterblichkeit von 6,9 Prozent. Erstmalig war auf diesem Kongress auch J. Navratil, damals noch in Brünn, mit einem Vortrag über mechanische Unterstützung des Kreislaufs vertreten.

Leider waren trotz tatkräftiger Hilfe des Sekretariats der ÖGC die Kongressbände 65 und 66 nicht auffindbar. 1967 wurde der Kongress kurzfristig abgesagt, und beim Kongress 1968 gab es keine herzchirurgischen Vorträge. 1969 gab es erstmalig eine Hauptsitzung über Herzchirurgie mit österreichischer Beteiligung. Während dieses Kongresses hielt auch der 1967 nach Wien berufene Professor Navratil einen Hauptvortrag über Herzwandaneurysmen.

Zeitscheide 1988 – Herz-Thorax-Chirurgie prominent vertreten

1970 gab es zum ersten Mal eine ganze Reihe herzchirurgischer Vorträge, vor allem aus der II. Chirurgischen Universitätsklinik in Wien, und hier wieder aus der Arbeitsgruppe des Autors über assistierte Zirkulation. In den folgenden Jahren war die Herzchirurgie in unterschiedlicher Weise im Bereiche der freien Vorträge vertreten, erst 1976 und 1980 gab es ausführliche herzchirurgische Hauptsitzungen und 1980 auch eine Sondersitzung über Schrittmacher. Obwohl die erste Herztransplantation in Österreich 1984 in Innsbruck stattgefunden hat, war am Kongress 1985 die erste Arbeit über eigene Erfahrungen mit der Herztransplantation aus der Wiener Klinik, Margreiter hat auf diesem Kongress über Pankreastransplantation vorgetragen. 1986 hat Laczkovics bereits über 22 Patienten nach Herztransplantation berichtet. In diesem Jahr war auch der im März 2009 neu ernannte Leiter der Herzchirurgie im AKH Wien, G. Laufer, mit einem Vortrag über Schrittmacherbehandlung vertreten. 1987 wurde erstmals über Erfahrungen in Österreich mit dem Kunstherz am Menschen in mehreren freien Vorträgen berichtet. 1988 war dann eine Zeitscheide, weil erstmalig eine Sitzung von der – zwar schon 1983 neu gegründeten–Gesellschaft für Herz-Thorax-Chirurgie gestaltet wurde. Ab diesem Zeitpunkt gab es jedes Jahr zumindest eine, meist mehrere, und beim Kongress 2008 drei herzchirurgische Sitzungen, die von der österreichischen Gesellschaft für Herz-Thorax-Chirurgie nun assoziiert gestaltet wurden.

Die Kongressbände der ÖGC geben demnach sehr gut die Entwicklung der Herzchirurgie in Österreich wieder. Sie zeigen, dass es in Österreich vor 1962 nur sehr wenige Aktivitäten gab. Kraft-Kinz und Helmer haben die Herzchirurgie in Österreich als Oberärzte ihrer jeweiligen Klinik gestartet. Erst mit den Ernennungen von Krafft-Kinz in Graz, Navratil in Wien und Gschnitzer in Innsbruck hat die Herzchirurgie in Österreich so richtig begonnen. Ende der Siebzigerjahre hat dann Brücke in Linz zum ersten Mal an einem nicht-universitären Zentrum mit Herzchirurgie begonnen und über seine ersten Ergebnisse am Kongress 1982 berichtet. An den Kongressbänden zwischen 1970 und 1980 kann man sehr gut die Entwicklung der nächsten herzchirurgischen Generation (Rigler, Wolner, Deutsch, Unger und anderer) beobachten. Vor allem erkennt man, dass in den letzten 40 Jahren die Herzchirurgie von einer vernachlässigbaren Größe nun jedes Jahr zu einem Hauptthema des Österreichischen Chirurgenkongresses geworden ist.

Die Bedeutung der Gefäßchirurgie für die chirurgischen Fächer in Österreich

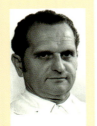

Univ.-Prof. Dr. Franz Piza
Gefäß- und Transplantationschirurgie, AKH Wien (1963–1990)

Eine nachvollziehbare Darstellung der Bedeutung der Gefäßchirurgie in Österreich kann nur gelingen, wenn ihre Entwicklung zu einem eigenen Fach nachverfolgt wird und die Wechselwirkungen mit den angiologischen Fächern und den bildgebenden Verfahren erläutert werden. Diese Zusammenhänge hatten Auswirkungen sowohl auf die Qualifikation der Chirurgen als auch auf die Strukturen ihrer Arbeitsstätten, die dann folgerichtig auch durch legistische Regelungen ihre Bestätigung fanden.

Ich möchte mit meiner Rückschau dem Ersuchen des derzeitigen Präsidenten der österreichischen Gesellschaft für Chirurgie, Univ.-Prof. Dr. A. Tuchmann, nachkommen und meine persönlichen Erfahrungen an der Klinik darstellen, ferner die Entwicklung im In- und Ausland aufzeigen sowie Informationen von Mitstreitern, Schülern und Freunden einfließen lassen.

Wechselwirkungen mit der Angiologie und Angiographie

Die Entwicklung der Gefäßchirurgie in Österreich ist durch die Tätigkeit von drei Pionieren der Chirurgie, nämlich durch Payr, v. Haberer und Jeger vorbereitet worden, wie es bereits ausführlich von M. Staudacher in der Festschrift der österreichischen Gesellschaft für Gefäßchirurgie 1989 dargestellt wurde.
Kriegerische und politische Ereignisse in Mitteleuropa in der ersten Hälfte des 20. Jahrhunderts behinderten eine systematische Entwicklung auch auf diesem Gebiet, welche dann erst nach dem Zweiten Weltkrieg mühsam wieder in Gang gebracht werden konnte.
Es bestand nämlich – infolge der Altersstruktur der Bevölkerung und der Epidemiologie von Gefäßerkrankungen – auch in Österreich ein Nachholbedarf einer weiteren Entwicklung und Institutionalisierung der Angiologie sowie der Gefäßchirurgie, ermöglicht durch technische Fortschritte in der Gefäßersatzherstellung (homologe Arterien, Kunststoffersatz, Nahtmaterial und Instrumenten etc.), in der Angiographie (Kontrastmittel, Kathetermodifikationen, Röntgenapparaturen), in der Diagnostik (Plethysmographie, Ultraschall etc.) sowie in der Gerinnungsforschung (Fibrinolyse, Antikoagulantien) jetzt abgesehen von den wichtigen verbesserten Möglichkeiten der Anästhesie und Intensivmedizin. Auf dem Wege dorthin gab es aber an bestimmte Persönlichkeiten gebundene Einzelleistungen auf dem Gebiet der Rekonstruktion der arteriellen Strombahn, die oft erst nach Jahren zu strukturellen und personellen Schwerpunkten zunächst an den Kliniken, später auch anderswo führten.

Etappenförmige Entwicklung durch Einzelleistungen

Als Beispiel für eine dieser Einzelleistungen gilt die im Vordergrund stehende Sympathektomie an einem hauptsächlich kriegsbedingten Krankengut von Erfrierungen an der Klinik in Innsbruck, an der Judmaier 1945 mit einem Venenbypass und 1952 mit der Verwendung von selbst hergestellten homologen Arterien die Arterienrekonstruktion einleitete, bis schließlich Flora 1956 eine eigene Abteilung aufbaute.
Eine ähnliche etappenförmige Entwicklung gab es am AKH in Wien. 1955 hatte sich Steinhardt an der damaligen 2. Chirurgischen Klinik mit der Arteriographie und Arterien-Chirurgie

beschäftigt sowie 1960 Lorbeck mit der portocavalen Anastomose bei portaler Hypertension.
G. Hienert hatte an der 1. Chirurgischen Klinik Ende der 1950er Jahre Herzchirurgie betrieben und in diesem Zusammenhang bereits Kunststoffe als Aorten- und Iliacaersatz in Einzelfällen verwendet, ähnlich wie F. Spath in Graz, bis ab dem Jahre 1963 systematisch Arterienchirurgie ausgeübt werden konnte (F. Piza).
Anfang der sechziger Jahre bildeten sich die schon erwähnten Schwerpunkte im AKH in Wien (Piza, Staudacher, M. Deutsch), in Lainz durch Denck nach Studienaufenthalten bei Ungeheuer, Fontaine und Kunlin (Venenbypass 1948), in Innsbruck (Flora), in Graz (Koch), später in Salzburg (Prenner) in Linz (Böhmig, Brücke) und in Feldkirch (G. Weimann). Zu dieser Zeit gab es auch an anderen Stellen Tätigkeiten in dieser Richtung, wie durch Stritzko und Demmer im Hanusch-Krankenhaus sowie durch Heinzmann in Lainz mit der Embolektomie, von Perz in Villach sowie durch den vorwiegend in der Phlebologie tätigen R. May in Innsbruck.

Die Zeit war reif, die Frage zu klären, welchen Stellenwert die Gefäßchirurgie im Rahmen der österreichischen Gesellschaft für Chirurgie einnehmen soll, da die Fortschritte in Indikation, Technik und Nachbehandlung nach einer Regelung suchten. Es ergab sich daher die Forderung nach einer assoziierten Fachgesellschaft. Zu dieser Zeit fanden ständige Kontakte zu Kollegen im deutschen Sprachraum statt, wobei die sehr fortgeschrittene Struktur in der Angiologie (Kappert; Widmer, Bollinger) und der Gefäßchirurgie (Senn, Waibel, Brunner) in der Schweiz erwähnt werden müssen.
Auch in Österreich entwickelte sich mit den Angiologen (Kaindl, Mannheimer, Weidinger, Ehringer, Santler und anderen) und den angiographisch tätigen Radiologen (Kotscher, Lechner, Leeb) eine gute Zusammenarbeit.

Österreichische Gesellschaft für Gefäßchirurgie

So erfolgte nach der Gründung der österreichischen Gesellschaft für Angiologie unter Mitbeteiligung von Gefäßchirurgen (Denck, Piza) im Jahre 1967 die Gründung der österreichischen Gesellschaft für Gefäßchirurgie (Denck, Piza, Brücke, Wagner) 1968 als eine der ersten in Europa mit Denck als ersten Präsidenten.
Ein Versuch, 1989 eine österreichische Gesellschaft für Herz-Thorax- und Gefäßchirurgie zu etablieren, konnte im Interesse aller Betroffenen abgewehrt werden. Die deutsche Gesellschaft für Gefäßchirurgie wurde aufgrund regionaler Probleme erst 1984 mit Müller-Wiefel als ersten Präsidenten gegründet, obwohl sich die Gefäßchirurgie bereits 1977 auf Anregung Vollmars als eigenes Fach etabliert hatte. Letzterer hatte die Gefäßchirurgie 1958 in Heidelberg eingeführt, wobei anfangs die langstreckige Desobliteration der Gefäße ein bevorzugtes Verfahren darstellte.
Die Gefäßchirurgie wurde auf diese Weise zunächst an den Kliniken und großen Krankenhäusern ein wichtiger Teil der chirurgischen Ausbildung und begünstigte dadurch auch die Entwicklung auf anderen Gebieten der Chirurgie (Mikro-, Transplantations-, und Koronarchirurgie). Erwähnenswert scheint mir, dass am Beginn einzelne Gefäßchirurgen in der Punktionsangiographie der Aorta und der Arterien, sowie auch in der Katheterangiographie und später der therapeutischen Dilatation und Stentimplantation tätig waren (Flora, Piza, Olbert).
Alles Weitere ergab sich folgerichtig: Gründung der ersten Abteilung für Gefäßchirurgie in Salzburg (Prenner), 1970 Departement für Gefäßchirurgie in Graz (Koch) und gefäßchirurgische Abteilung in Feldkirch (G. Weimann).
Es folgten Jahrestagungen der österreichischen Gefäßchirurgen mehrere Male gemeinsam mit der deutschen Gesellschaft – 1988 in Salzburg – und der schweizerischen Gesellschaft für Gefäßchirurgie 1995 – ebenfalls in Salzburg. Diese Veranstaltungen wurden häufig auch von Kollegen aus anderen

europäischen Ländern besucht. Zu ihnen entwickelten sich viele persönliche freundschaftliche Beziehungen (Kunlin, P. Martin, Van Dongen, Fred Merkel, Greenhalgh u.a.).
1986 fand das erste ungarisch österreichische gefäßchirurgische Symposium in Budapest statt (Szabó und Dzsinich).

Spezialisierung: Zusatzfach Gefäßchirurgie

Ein weiteres wichtiges Ereignis in der Entwicklung der Gefäßchirurgie in Österreich war die Spezialisierung: eigener Facharzt oder Zusatzfach im Rahmen der Chirurgie. Die Diskussion wurde intensiv geführt und kam schlussendlich zu einem vernünftigen Ergebnis. Das Zusatzfach Gefäßchirurgie hat den Facharzt für Chirurgie zur Voraussetzung. Das bringt den Vorteil einer Ausbildung in der Allgemeinchirurgie sowie drei weitere Jahre im Zusatzfach. Daraus ergibt sich, dass der voll ausgebildete Chirurg und Gefäßchirurg sowohl als Chef einer chirurgischen Abteilung zusätzlich in der Gefäßchirurgie qualifiziert ist und für beide Gebiete nach seinem Ermessen tätig sein kann als auch als Chef einer gefäßchirurgischen Abteilung im Hinblick auf operative Zugänge, Komplikationen und Grenzüberschreitungen seine allgemein-chirurgischen Erfahrungen einbringen kann. Das Zusatzfach für Gefäßchirurgie wurde 1981 gesetzlich verankert.
Diese erweiterte Qualifikation hat sich sowohl bei der Besetzung von Primariaten für Chirurgie mit Gefäßchirurgie mit einem „doppelten Facharzt" (Böhmig. Brücke, Denck, Deutsch, Garaguly, Heidinger, Hagmüller, Hartl, Hilbe, Hold, Judmair, Karner, Mach, Pressl, Redtenbacher, Salem, Tuchmann u.a.) als auch bei der Besetzung von Abteilungen für Gefäßchirurgie bewährt (Cohnert, Flora, Frädrich, Hölzenbein, Hoffmann, Koch, Kubinia, Magometschnigg, Polterauer, Prenner, G. Weimann).
Eine wichtige Auswirkung auf die Ausbildung ergab sich auch zur Organtransplantation – „Chirurgie der normalen Gefäße" – mit Erleichterung im Zugang und in der Technik (Flora 1963, Piza 1965, Böhmig, Brücke, Margreiter, Mühlbacher) sowie zur Koronarchirurgie, die hier nicht weiter ausgeführt werden soll.
In dieser Übersicht soll auch jener Gefäßchirurgen gedacht werden, welche als Fachärzte für Gefäßchirurgie in Oberarztpositionen oder in privaten Ordinationen bestens qualifiziert tätig waren bzw. sind (Gutschi, Kubiena, Kretschmer, Rendl, Rohregger, Staudacher, Trummel, S. Weimann).

Unvollständigkeiten in meinen Angaben bedaure ich, betrachte mich aber als Gefäß- und Transplantationschirurg allen auf diesen Gebieten tätigen Chirurgen kollegial und oft freundschaftlich verbunden. Abschließend möchte ich allen jüngeren Gefäßchirurgen zu ihrem Einsatz gratulieren, vor allem aber dazu, dass sie die Gefäßchirurgie, die die „Alten" unter schwierigen strukturellen, personellen und technischen Voraussetzungen begonnen haben, in eindrucksvoller Weise fortsetzen.

Mögen die weiteren Entwicklungen auf diesem so spannenden Gebiet der Chirurgie den Einsatz der Kollegen nachhaltig rechtfertigen!

Die Entwicklung der plastischen und rekonstruktiven Chirurgie
vom Zeitpunkt der Gründung der Österreichischen Chirurgengesellschaft bis in die Gegenwart.

50 Jahre – ein halbes Jahrhundert – sind eine lange Zeit. Ich habe das Glück, diese Zeitspanne aktiv miterleben zu dürfen. Ich bin daher der Aufforderung des Präsidenten, Herrn Prof. Dr. Tuchmann, gerne nachgekommen, diese Zeit, aus der Erinnerung heraus, vom Standpunkt des Plastischen Chirurgen zu schildern.

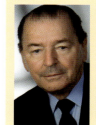

**Univ.-Prof. Dr.
Hanno Millesi**
Ärztlicher Direktor der
Wiener Privatklinik

Lange Tradition in Österreich

Die österreichische plastisch-rekonstruktive Chirurgie hat eine lange Tradition und wesentliche Beiträge zur Gesamtentwicklung geleistet. Ich möchte nur erwähnen, dass Albert, später Chef der I. Chirurgischen Universitätsklinik in Wien, während seiner Innsbrukker Zeit die erste freie, autologe und homologe Nerventransplantation am Menschen durchgeführt hat. Nikoladoni gelang als Erstem die gestielte Zehenverpflanzung zum Daumenersatz. Biesenberger hat sich einen international anerkannten Namen auf dem Gebiet der Mammaplastik gemacht. Eiselsberg, Vorstand der I. Chirurgischen Universitätsklinik in Wien, interessierte sich bereits frühzeitig für kieferchirurgische Probleme, errichtete an seiner Klinik während des Ersten Weltkrieges, als viele Gesichtsverletzungen zu behandeln waren, die Kieferstation unter Pichler, die zur Keimzelle der Kieferchirurgie in Österreich wurde.

Unterschiedliche Entwicklung in Europa

Ich möchte an dieser Stelle betonen, dass sich die österreichische Kieferchirurgie aus der Allgemeinchirurgie entwickelt hat und österreichische Kieferchirurgen nicht mit Oral Surgeons angloamerikanischer Ländern verglichen werden dürfen. In den Fünfzigerjahren des 19. Jahrhunderts war die Kieferstation in Wien eine Station der I. Chirurgischen Universitätsklinik, deren Vorstand Leopold Schönbauer war. Es ist wenig bekannt, dass Burian aus Prag während des Krieges die Kieferstation besuchte. Prof. Karfik erzählte mir, dass Burian bei Kriegsende tschechische Gesichtsverletzte in einem Lazarettzug sammelte und nach Prag transportierte und so die Behörden zwang, eine Institution zur Behandlung dieser Patienten einzurichten. Aus dieser „Kieferstation" hat Burian eine Plastische Chirurgie entwickelt, so dass vor dem Zweiten Weltkrieg die CSR das einzige europäische Land war, in dem eine Plastische Chirurgie als Fach existierte.
In Deutschland entwickelte Lexer seine „Wiederherstellungschirurgie", so dass sich alle Lexer-Schüler als Plastische Chirurgen fühlten. Aber auch hier erfolgte keine Institutionalisierung, da man grundsätzlich gegen die „Abspaltung" von Sonderfächern eingestellt war.
Im Gegensatz dazu gab es in Großbritannien bereits Plastische Chirurgen. Als die Gefahr eines Zweiten Weltkrieges drohte, musste man mit Luftangriffen auf London mit zahlreichen Verletzungen und Verbrennungen unter der Zivilbevölkerung rechnen. Die britische Regierung beauftragte die vier führenden Plastischen Chirurgen, für den Ernstfall einen Plan auszuarbeiten. Das Ergebnis war der Vorschlag, außerhalb Londons vier große Zentren ein-

zurichten, die in der Lage wären, auch eine große Anzahl von Patienten plastisch-chirurgisch zu versorgen. Bei Kriegsbeginn war nur eines dieser Zentren errichtet, nämlich in East Grinstead, das nach dem Krieg zu einer Art Mekka der europäischen plastischen Chirurgie wurde.

Auch für die Versorgung verwundeter britischer und amerikanischer Soldaten wurden entsprechende Einrichtungen geplant und geschaffen.

Im deutschen Herrschaftsbereich entstand nichts dergleichen. Es blieb der Initiative von Einzelpersonen auf unterer Ebene überlassen, dafür zu sorgen, dass unabhängig von Ausbildung und Fachrichtung in einzelnen Lazaretten plastisch-chirurgische Rekonstruktionen durchgeführt wurden.

Tab.	Gründung der Österreichischen Gesellschaft für Plastische Chirurgie, 1963
Präsident Trauner (Kieferchirurgie, K)	
Hofer Mehnert (K)	
Ullik (K)	
Clementschitsch (K)	
Köle (K)	
Wunderer (K)	
Friess (K)	
Hollmann (K)	
Glaninger (HNO)	
Bruck (Ch)	
Freilinger (Ch)	
Holletschek (Ch)	
Kronberger-Schönecker (Ch)	
Millesi (Ch)	
Pierer (Ch)	
Wilflingseder (Ch)	
Winkler (Ch)	

Nach dem Zweiten Weltkrieg gab es so viele Probleme, dass man offenbar froh sein musste, den wichtigsten Anforderungen gerecht zu werden. Es ist aber zu betonen, dass insbesondere durch die Mitglieder des International College of Surgeons relativ rasch internationale Kontakte hergestellt werden konnten – was nach dem Ersten Weltkrieg nicht der Fall gewesen war. Es wurde bald klar, dass auf dem Gebiet der plastisch-rekonstruktiven Chirurgie ein Aufholbedarf bestand, der nur durch die Entsendung von Chirurgen ins Ausland wettgemacht werden konnte. Es ist der Voraussicht von Klinikvorständen zu danken, solche Auslandsaufenthalte zu ermöglichen, sei es in den USA, in Großbritannien (East Grinstead) oder Schweden, das auf britischem Standard stand. Zum Teil erfolgten solche Auslandsaufenthalte auf Eigeninitiative (Pierer).

So waren ab 1951 modern ausgebildete Plastische Chirurgen an allen Chirurgischen Universitätskliniken tätig:
I. Chirurgische Universitätsklinik Wien: Dr. Elisabeth Winkler
II. Chirurgische Universitätsklinik Wien: Dr. H. G. Bruck
Chirurgische Universitätsklinik Innsbruck: Univ.-Doz. Dr. Paul Wilflingseder
Chirurgische Universitätsklinik Graz: Dr. H. Pierer

Auch der Leiter der Kieferstation der I. Chirurgischen Universitätsklinik, Prof. Dr. Rudolf Ullik, sorgte für die Weiterbildung an seiner Station: Dr. Siegfried Wunderer.

Weltweit hat sich die Plastische Chirurgie auch organisatorisch weiterentwickelt. Es wurde die International Confederation of Plastic and Reconstructive Surgical Societies gegründet, die 1955 den 1. Kongress in Uppsala, Schweden, abhielt.

Plastische Chirurgie bei den ersten Chirurgenkongressen

Am 12. Juni 1958 erfolgte die konstituierende Generalversammlung der Österreichischen Gesellschaft für Chirurgie und Unfallheilkunde. Der erste Kongress wurde 1959 in Graz organisiert. An diesem Kongress hielt H. Pierer, Plastischer Chirurg in Graz, einen Vortrag.

1959 wurde der 2. Kongress der Internationalen Confederation in London abgehalten. Im selben Jahr erfolgte auf Initiative von Dieter Buck-Gramcko die Gründung der Deutschsprachigen Arbeitsgemein-

schaft für Handchirurgie in Hamburg, was von einer Reihe von plastisch-chirurgisch tätigen Chirurgen mit großem Interesse aufgenommen wurde.
Trotz dieser Entwicklung beteiligten sich die plastisch-chirurgisch tätigen Chirurgen an den Kongressen der Österreichischen Gesellschaft für Chirurgie und Unfallheilkunde. Am 2. Kongress der Gesellschaft in Wien im Jahr 1960 wurde das Problem der Plexusläsionen durch Unfallchirurgen ohne Beteiligung von Plastischen Chirurgen diskutiert – mit der Feststellung, dass bei kompletten Läsionen nicht viel zu verbessern wäre.
Am 3. Kongress 1961 in Wien sprach H.G. Bruck über die Deckung von Thoraxwanddefekten mit Coriumtransplantaten. Am 4. Kongress 1962 in Salzburg gab es mehrere Vorträge von plastisch-chirurgisch tätigen Chirurgen, darunter die Präsentation einer neuen Methode der Sehnentransplantation durch H. Millesi.

Österreichische Gesellschaft für Plastische Chirurgie

Für Oktober 1963 war der 3. Kongress der International Confederation of Plastic and Reconstructive Surgical Societies in Washington DC geplant. Wenn Österreich in dieser Organisation vertreten sein sollte, musste eine Österreichische Gesellschaft für Plastische Chirurgie gegründet werden, die sich um Mitgliedschaft bewerben konnte.
Diese Gründung erfolgte rechtzeitig und im Rahmen des 5. Kongresses der Österreichischen Gesellschaft für Chirurgie und Unfallheilkunde vom 5. bis 7. Juli 1963 in Graz. Tabelle 1 zeigt die Namen der Teilnehmer, die im Programm aufschienen. Man sieht daraus, dass sich Kieferchirurgen und Chirurgen die Waage halten.
Dies ändert sich in den folgenden Jahren aus zwei Gründen:
1) Die International Confederation setzte voraus, dass die Mitgliedsgesellschaften das Fach Plastische Chirurgie als Spezialität anstreben. Diese Maxime führt zum Ausschluss der Deutschen Gesellschaft für Plastische Chirurgie, die kein Fach Plastische Chirurgie anerkennen wollte, sondern an der „Regionären" Plastischen Chirurgie festhielt. An ihrer Stelle wird die neu gegründete Vereinigung der deutschen Plastischen Chirurgen aufgenommen.
2) In Österreich löste sich das Problem von selbst, weil sowohl Kieferchirurgen als auch Plastische Chirurgen einen eigenen Facharzt anstrebten und dies nach jahrelangen Bemühungen trotz Widerstand über den Umweg des „Klammerfacharztes" auch erreichten.
In den folgenden Jahren wurde die Jahrestagung der Gesellschaft für Plastische Chirurgie gemeinsam mit der Österreichischen Gesellschaft für Chirurgie abgehalten.

Es ergaben sich aber zunehmend zentrifugale Tendenzen der einzelnen Fächer, was zuerst in der Abspaltung der Unfallheilkunde zum Ausdruck kam, so dass eine Umbenennung in Österreichische Gesellschaft für Chirurgie mit 15. Juni 1968 erfolgen musste.

Assoziierte Fachgesellschaft. Auch innerhalb der Österreichischen Gesellschaft für Plastische Chirurgie mehrten sich die Stimmen, die für eine völlige Verselbständigung mit eigenem Kongress eintraten. Dieser Situation kam der Reformvorschlag von Paul Fuchsig entgegen, der die Einrichtung der selbständigen, aber assoziierten Fachgesellschaft vorsah. Während meiner Präsidentschaft in der Österreichischen Gesellschaft für Plastische Chirurgie stellte sich die Frage, ob die Gesellschaft den Status einer assoziierten Fachgesellschaft eingehen soll oder nicht.
Am Kongress in Krems 1972 wurde die Assoziierung beschlossen. Seither organisiert die Gesellschaft für Plastische Chirurgie eine Sitzung im Rahmen des Österreichischen Chirurgenkongresses und eine zeitlich und räumlich getrennte Jahrestagung.
Dasselbe gilt übrigens auch für die 1990 gegründete Österreichische Gesellschaft für Handchirurgie.

Mikrochirurgie und Nerventransplantation

In der Zwischenzeit hat die plastische Chirurgie eine stürmische Entwicklung erfahren. Durch die Verwendung mikrochirurgischer Prinzipien und die Entwicklung einer verlässlichen Methode der Nerventransplantation konnten die Ergebnisse der peripheren Nervenchirurgie entscheidend verbessert werden. Dies lässt sich am Nikoladonischen Zehentransfer zeigen. Während Patrick Clarkson noch in den Fünfzigerjahren alle nach dem Nikoladoni-Prinzip operierten Fälle wegen der fehlenden Sensibilität früher oder später amputieren musste, kann man mit der Nerventransplantation eine ausreichende Schutz- und taktile Sensibilität erzielen. Am 10. Kongress in Graz 1969 konnte ich über erste Ergebnisse der Mikrochirurgie der peripheren Nerven berichten.

1972 und 1973 wurden in Wien Symposien über Mikrochirurgie abgehalten, die zur Gründung der Society for Reconstructive Microsurgery führten, eine Gesellschaft, die 2009 in Okinawa einen Weltkongress abhalten wird. Die Erfolge der mikrovaskulären Chirurgie haben die plastische Chirurgie von Grund auf verändert.

Hautlappen können in fast beliebiger Größe an jeden Ort des Körpers verpflanzt werden. Auch die Nikoladonische Zehenverpflanzung kann heute ganz einfach in einer Sitzung durchgeführt werden.

Die Replantation amputierter Teile ist durch die grundlegenden Arbeiten der Pioniere auf diesem Gebiet möglich geworden und durch Einrichtung eines Replantationsdienstes systematisiert worden.

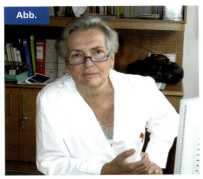

Univ.-Prof. Dr. Hildegunde Piza
Präsidentin der Österreichischen Gesellschaft für Chirurgie (1999/2000) und Kongress-Präsidentin des 41. Chirurgenkongresses in Alpbach

Über die Einrichtung des Replantationsdienstes in Wien, des ersten in Europa, konnten wir 1976 am 17. Kongress der Österreichischen Gesellschaft für Chirurgie in Salzburg berichten.

Im Lauf der Jahre sind immer wieder interessante Themen aus der plastischen Chirurgie und der Handchirurgie im Rahmen der Chirurgenkongresse diskutiert worden, so zum Beispiel das Problem der Dupuytrenschen Kontraktur, das 1994 am 35. Kongress in Salzburg abgehandelt wurde.

Es war eine besondere Freude für mich, im Rahmen der Handchirurgie-Sitzung am 48. Kongress 2007 in Graz zeigen zu können, welche Fortschritte die Chirurgie des Plexus brachialis seit dem 2. Kongress der Gesellschaft für Chirurgie und Unfallheilkunde 1960 in Wien gemacht hat!

Es ist auch ein Zeichen der Anerkennung der Stellung der plastischen Chirurgie, dass ein prominentes Mitglied der plastischen Chirurgie – Frau Hildegunde Piza – zur Präsidentin der Österreichischen Gesellschaft für Chirurgie gewählt wurde und den 41. Kongress in Alpbach erfolgreich ausrichten konnte.

Verbrennungsbehandlung im Wandel der Zeit –
was hat sich in den letzten 50 Jahren alles getan?

Feuer ist grundsätzlich eine sinnvolle Sache: Es hilft beim Heizen oder bei der Speisezubereitung und verbreitet eine wohlige Atmosphäre. Die Kontrolle des Feuers war somit ein wichtiger Schritt für die Entstehung menschlicher Kulturen und Zivilisationen.
Doch seit der Entdeckung des Feuers wird auch die potenzielle Gefahrenquelle und Bedrohung, die vom Feuer für den Menschen ausgeht, gesehen. Schon sehr früh befassten sich daher die Menschen mit der Behandlung von durch Feuer verursachten Verletzungen.

Entscheidende Fortschritte hinsichtlich der Behandlung von Schwerbrandverletzten wurden in den letzten 50 Jahren erzielt. Noch vor 50 Jahren endeten Verbrennungen von 40 % Körperoberfläche (KOF) in einer Patientenpopulation zwischen 15 und 35 Jahren in ca. 50 % der Fälle tödlich.
Doch das vermehrte Wissen über die pathophysiologischen Vorgänge, die im Rahmen von Verbrennungen auftreten, und die dadurch verbesserten Therapieoptionen, die sich gerade in den letzten Jahrzehnten entwickelt haben, haben die Letalität auf ca. 15 % gesenkt (**Abb. 1**). Entscheidende Verbesserungen wurden vor allem auf den Gebieten der operativen Therapie, der Antibiotikatherapie, des Volumenersatzes, der Ernährung und des Hautersatzes erzielt. Den wesentlichsten Anteil an der Verbesserung der Prognose haben aber die Spezialisierung und das Entstehen von Schwerbrandverletztenzentren mit sich gebracht.

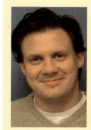

**Univ.-Doz. Dr.
Lars-Peter Kamolz**
Zentrum für Schwerbrandverletzte, Abteilung für Plastische und Rekonstruktive Chirurgie, Universitätsklinik für Chirurgie, Wien

Entscheidende Entwicklungen der letzten 50 Jahre, die noch heute ihre Gültigkeit haben

Bestimmung der Flächenausdehnung. Wer heute über die Ausdehnung einer Verbrennung (d. h. Prozent der verbrannten Körperoberfläche) spricht, denkt automatisch an Browder. Browder brachte 1944 eine „Tabelle" für Kinder heraus, in der Körperregionen entsprechende Prozentwerte an KOF zugeschrieben wurde. Er differenzierte diese auch nach dem Alter. Wallace besuchte in den USA im Brooke-Army-Hospital Pulaski und Tennison, um über eine einfache Regel zur Bestimmung der Ausdehnung zu diskutieren. Heraus kam die auch heute noch gebräuchliche „9er Regel".

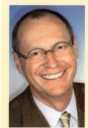

**Univ.-Prof. Dr.
Manfred Frey**
Zentrum für Schwerbrandverletzte, Abteilung für Plastische und Rekonstruktive Chirurgie, Universitätsklinik für Chirurgie, Wien

Abschätzung des Volumenbedarfes in der Akutphase. Evans und Brooke entwickelten in den 1950er Jahren die ersten geeigneten Formeln zur Abschätzung des Volumenbedarfes in der Akutphase. Parkland wiederum modifizierte die Brookesche Formel und empfahl die Verwendung von Elektrolytlösungen. Auch heute wird diese Formel, auch wenn etwas modifiziert, noch zum Abschätzen des Volumenbedarfes in der Akutphase verwendet.

Chirurgische Verfahren. 1970 beschrieb Zora Janzekovic die so genannte tangentiale Exzision der Verbrennungswunde und die sofortige Deckung. Sie präsentierte mit dieser Technik ganz erstaunliche Ergebnisse und gilt auch heute noch als Pionierin der modernen Verbrennungschirurgie.

Doch der Wundverschluss blieb trotzdem ein Problem, wenn zu wenige Hautentnahmeareale zur Verfügung standen. Mit der Mesh-Technik nach Tanner sowie der Meek-Technik, in den 1970er und 1980er Jahren entwickelt, wurde die Situation durch die mögliche Expansion der Haut deutlich erleichtert, aber trotzdem nicht vollständig gelöst.

Man setzte sehr große Hoffnung auf die Gewebekultur, als es Green in den 1970ern gelang, Epidermis zu züchten; gegenwärtig kommen neben Keratinozyten-Sheets auch vermehrt Zellsuspensionen zum Einsatz.

Verbrennungsbehandlung heute

Die moderne Verbrennungsbehandlung erfordert eine interdisziplinäre Zusammenarbeit vieler Fachgebiete, wobei im Vordergrund die plastische Chirurgie, die Intensivmedizin und die Pflege des Brandverletzten stehen.

Verbrennungsbehandlung ist eine Herausforderung auf höchstem Niveau, wobei viele Neuentwicklungen in der Medizin gerade auf dem Gebiet der Brandverletztenbehandlung zur Anwendung kommen.

Die ersten 24 Stunden nach dem Trauma sind infolge des „Capillary Leak" in erster Linie durch einen hohen Volumenbedarf des Patienten und Zunahme des interstitiellen Ödems gekennzeichnet. Die initiale Volumentherapie wird anfänglich entsprechend der gültigen Formeln abgeschätzt und den Bedürfnissen der Patienten angepasst. Eine hyperkalorische (enterale) Ernährung stellt einen wesentlichen Bestandteil der Behandlung schwer brandverletzter Patienten dar, da sie die Voraussetzung für eine gute Wundheilung bildet.

Die zweiten 24 Stunden. Generell sollte die Therapie dieser Patienten möglichst optimale Voraussetzungen für die Wiederherstellung des Wundverschlusses bieten. Die zweiten 24 Stunden sind, nach Verschluss des „Capillary Leak" durch den beginnenden „Rückshift" des interstitiell eingelagerten Volumens gekennzeichnet. Bei großflächig verbrannten Patienten ist eine engmaschige Kontrolle der Volumensituation wichtig, da es aufgrund hoher Rückshiftmengen zu einer Überladung des Herzens bei inadäquater Diurese kommen kann.

Abb. 1 Verbrennungsbehandlung im Laufe der letzten 50 Jahre

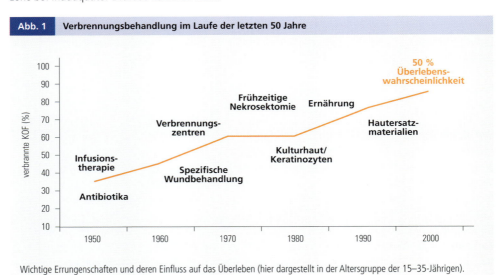

Wichtige Errungenschaften und deren Einfluss auf das Überleben (hier dargestellt in der Altersgruppe der 15–35-Jährigen).

Therapeutisches Ziel der zweiten 24 Stunden ist das „Trockenlegen" des Gewebes, um möglichst optimale Voraussetzungen für die Nekrosektomie zu schaffen.

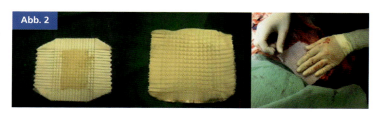

Abb. 2

Nekrosektomie. Am 3. postoperativen Tag erfolgt routinemäßig die erste Nekrosektomie verbrannter Areale (Ausnahme: Escharo- bzw. Fasziotomien in der Akutphase). Je nach Tiefe der Verbrennung stellt sich die Indikation zur „tangentialen" – nur die obersten Hautschichten unter Zurücklassen von tiefen vitalen Coriumschichten – und der „epifascialen" Nekrosektomie, die bis auf die Muskelfaszie reicht.

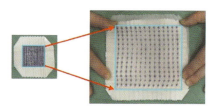

Meek-Transplantation: Hierbei wird die entnommene Spalthaut auf Korkplatten aufgezogen und anschließend mit Hilfe rotierender Klingen in zirka 2 x 2 Millimeter große Quadrate geschnitten. Diese werden auf spezielle Textilfolien aufgebracht und dann bis zu einem Verhältnis von maximal 1 : 9 auseinandergezogen. Diese Textilunterlagen werden dann inklusive Hautinseln auf die Wunde aufgebracht und fixiert.

Die tangentiale Nekrosektomie verursacht zwar einen wesentlich höheren Blutbedarf, ermöglicht aber deutlich mehr Deckungsmöglichkeiten und bessere Spätergebnisse.
Das Ausmaß der Nekrosektomie wird einerseits durch den Allgemeinzustand des Patienten, andererseits durch den Blutverlust limitiert.
Die Planung der Operationen ist daher gemeinsam von Chirurgen und Anästhesisten durchzuführen.

Medizinische Behandlung. Die weitere medizinische Behandlung hat das Ziel, einen möglichst schnellen Wundverschluss zu erzielen. Hierfür ist nicht nur eine optimale Wundpflege, sondern auch eine Protegierung der peripheren Durchblutung von wesentlicher Bedeutung. Im Laufe der Behandlung ist eine zunehmende Keimbesiedelung der Wundflächen nicht zu vermeiden.
Dadurch kommt es immer wieder zu Bakteriämien, die erst mit dem Abheilen der Wunden enden. Neben einer rationalen Antibiotikatherapie nach Antibiogramm stellt die adäquate Ernährung einen wesentlichen weiteren Faktor für die Wundheilung dar.

Chirurgische Behandlung akuter Verbrennungen

Das Verbrennungstrauma stellt eine der komplexesten Verletzungen dar, wobei es infolge des Traumas zu zahlreichen physiologischen, metabolischen und immunologischen Reaktionen und Veränderungen kommt. Unabhängig von der Ursache für das Trauma ist eine exakte Schwerebeurteilung von entscheidender Bedeutung für die Planung der Behandlung. Eine wichtige Entscheidung bei der Behandlung von Verbrennungen stellt die exakte Tiefenbestimmung und die exakte Bestimmung der Ausdehnung dar. Traditionsgemäß beruht dies auf der klinischen Untersuchung durch einen erfahrenen Verbrennungschirurgen.

Verbrennung I. Grades (entspricht einem starken Sonnenbrand). Die Behandlung beschränkt sich auf das Auftragen heilungsfördernder Salben. Die Heilung erfolgt ohne Narbenbildung. Es sind keine Folgeschäden zu erwarten.

Verbrennung Grad IIa (Wunde mit Blasenbildung) – die Ziele sind:
- *Schutz der Wunde vor Infektion,* bei oberflächlichen Verbrennungen (Grad IIa) Selbstheilung des Körpers (Reepithelisierung) ausnutzen. Diese dauert je nach Ausmaß der Verbrennungsfläche 7–15 Tage. Desinfizierende Verbände sind notwendig. Die Verbände sollten in bestimmten Abständen gewechselt werden, um eine lokale Keimreduktion durch desinfizierende Mittel zu erreichen.
- *Schaffung idealer Heilungsbedingungen;* Ruhigstellung, Schmerztherapie

Verbrennung Grad IIb und III. Die Standardtherapie bei tief zweit- und drittgradigen Verbrennungen ist die frühzeitige Operation, wobei das verbrannte Areal entfernt (Nekrosektomie) und je nach Tiefe mit Keratinozyten (gezüchtete Hautzellen) und/oder autologer Spalthaut (bestehend aus Epidermis und Anteilen von Dermis) gedeckt wird. Bei freiliegenden Sehnen oder Knochen bedarf es der Deckung mit Lappenplastiken (gestielte und freie Lappenplastiken).
Ist die Möglichkeit der ausreichenden Eigenhauttransplantation nicht gegeben (zu wenig Entnahmemöglichkeiten bei ausgedehnten Verbrennungen, Zustand des Patienten lässt eine Operation vorläufig nicht zu, die nekrosektomierte Wunde ist für Eigenhauttransplantate noch nicht bereit), werden zur Überbrückung verschiedene Formen des temporären Hautersatzes angewendet.
- Allogene Spalthauttransplantation: (Spenderhaut) → vorübergehender Wundverschluss für 1–2 Wochen
- Künstlicher Hautersatz: vorübergehende Wundabdeckung

Bei kleineren Verbrennungen kann unter idealen Bedingungen nach einer Hauttransplantation ein Wundverschluss in 14–21 Tagen erreicht werden. Bei ausgeprägten Verbrennungen dagegen dauert die Behandlung oft Wochen bis Monate.
Entscheidend für das Outcome des Patienten sind ein rascher Wundverschluss und eine frühzeitige Nachbehandlung.

Synthetischer und biologischer Hautersatz

Bei tief 2°-Verbrennungen kommen heutzutage neben Hauttransplantationen vermehrt Hautersatzmaterialien zum Einsatz. Diese können entweder synthetisch oder biologischen Ursprunges sein. Auch Spenderhaut kommt zur temporären Bedeckung der Wunde zum Einsatz. Bei 3°-Arealen kommen vor allem autologe Spalthauttransplantate zum Einsatz, wobei diese in Abhängigkeit von der Verbrennungsschwere und Verbrennungslokalisation gemesht oder nicht gemesht werden. Als Mesh-Graft wird ein so genanntes Gittertransplantat bezeichnet, dessen Größe durch das „Meshen" um ein Vielfaches vergrößert wird. Bei sehr großflächigen Verbrennungen (> 50 % KOF) kommen auch Meek-Transplantate (**Abb. 2**) zum Einsatz, um dem Mangel an Hautentnahmestellen besser zu entgehen. Auch bei 3°-Verbrennungen kommen gerade bei sehr großflächigen Verbrennungen Spenderhaut-Transplantate zum Einsatz.
Durch den Einsatz von diesen sowie von modernen zellbiologischen Methoden wie der Zellzüchtung und des Tissue-Engineering gelingt es uns heute regelmäßig, auch Patienten mit mehr als 90 % verbrannter Körperoberfläche zu retten.

Ziel: Lebensqualität, Funktionalität und Ästhetik

Daher kommt heute neben dem Überleben der wiedererlangten Lebensqualität immer größere Bedeutung zu. Lebensqualität ist sehr eng mit Ästhetik und Funktionalität verknüpft. Daher kommen heute vor allem in wichtigen Regionen (z.B. Hände) kombinierte Rekonstruktionen/Transplantationen mit Hautersatzmaterialien und Spalthaut zum Einsatz. Diese dermalen Ersatz-Matrices bestehen zumeist

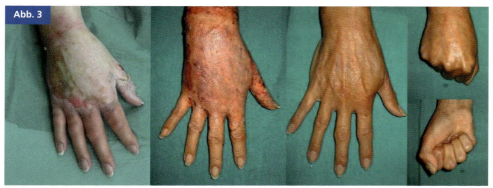

Zeitlicher Verlauf einer Verbrennung (von links nach rechts): 2b–3°-Verbrühung der rechten Hand; frühes Ergebnis nach kombinierter Rekonstruktion mittels Dermisersatzmaterial (Matriderm®) und ungemeshter Spalthaut; Langzeitergebnis 1 Jahr nach Trauma mit ansprechendem ästhetischen Ergebnis und sehr guter Funktionalität (Gelenke frei beweglich).

aus Kollagen und dienen dem körpereigenen Gewebe zum geordneten Einsprossen und somit zu einer geordneten Heilung. Diese kombinierten Rekonstruktionen sind durch hervorragende Elastizität und Funktionalität gekennzeichnet (**Abb. 3**).

Um diese chirurgischen Techniken zur Anwendung bringen zu können, benötigt man eine medizinische Betreuung auf höchstem Niveau mit allen Methoden der Organunterstützung und des temporären Organersatzes sowie eine intensive Pflege des Schwerbrandverletzten.

Eine intensive Nachbetreuung erfolgt auf physiotherapeutischer und psychologischer Ebene sowohl im Brandverletztenzentrum als auch in den Rehabilitationszentren. Neben dieser intensiven Nachbehandlung bedarf der Patient aber auch engmaschiger Kontrollen durch den Verbrennungsspezialisten, der im Bedarfsfall rechtzeitig die Indikation für notwendige Korrektureingriffe stellt.

Zusammengefasst lässt sich sagen, dass ein Schwerbrandverletzter von der Behandlung an einem Brandverletztenzentrum profitiert.

Weiterführende Literatur:
Kamolz L.P., Herndon D.N., Jeschke M.G. (Ed.): Verbrennungen: Diagnose, Therapie und Rehabilitation des Thermischen Traumas; Springer Verlag Wien New York 1. Auflage 2009

Der Input der Unfallchirurgie auf die Österreichischen Chirurgenkongresse

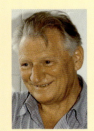

Univ.-Prof. Dr. Johannes Poigenfürst
em. Ärztlicher Direktor, Lorenz-Böhler-Unfallkrankenhaus, Wien

Die ehrenvolle Einladung zu diesem Beitrag verdanke ich einem Schreiben unseres Präsidenten vom 16. September 2008. Er meinte unter anderem, wichtig sei „die Originalität des Beitrages, der Witz, Anekdotisches etc.". Zunächst war ich der Meinung, das wäre nicht schwer, weil ja in vielen chirurgischen Kreisen alles für einen Witz gehalten wird, was ein Unfallchirurg über die Chirurgie schreibt. Schwieriger war es schon, dem Wunsch des Präsidenten entsprechend, reichlich Bildmaterial beizusteuern. Glücklicherweise wurde diese Forderung in einer Aussendung vom 11. November 2008 auf 3 bis 4 Abbildungen beschränkt. Darüber freut man sich als Autor natürlich. Die größte Freude bereitete aber die Verschiebung der Deadline vom 30. 12. 2008 auf den 12. 1. und dann gar auf den 20. 2. 2009. Auch der war schon schwer genug einzuhalten – überhaupt von einem Pensionisten, notabene wo die früheren Kongressbände beim Jahrhunderthochwasser des Jahres 2002 im Keller des Gesellschaftssekretariats abgesoffen sind.

Chirurgie und Unfallchirurgie: wechselseitiges Interesse aneinander

Nach meiner bescheidenen Erinnerung war es in den 50er Jahren schwierig, Publikationen unterzubringen oder einen Vortragstermin zu bekommen. Die meisten chirurgischen oder unfallchirurgischen Vorträge wurden über die Gesellschaft der Ärzte in Wien, in der Frankgasse, abgehalten oder bei der Gesellschaft der Chirurgen in Wien, abwechselnd in einem der beiden chirurgischen Hörsäle, die aber die Tagungen häufig mit anderen Gesellschaften kombinierte, wie z.B. im September 1957 mit der Van-Swieten-Gesellschaft beim österreichischen Ärztekongress, gemeinsam mit der Akademie für ärztliche Fortbildung der Freien Universität Berlin. Das unfallchirurgische Thema waren „Verletzungen der Sehnen und Gefäße".

Ein weiteres unfallchirurgisches Thema gab es im September 1957 beim Kongress der Deutschen Gesellschaft für Orthopädie in Köln, nämlich „Verletzungen des Ellbogengelenkes". Rein unfallchirurgische Tagungen wurden im Jahr 1957 nur in Luzern, Barcelona, Marburg und in Schaffhausen abgehalten. Parallel dazu wurden im deutschsprachigen Raum 25 chirurgische oder orthopädische Tagungen veranstaltet, bei denen fallweise auch ein unfallchirurgisches Thema untergebracht werden konnte. Das wechselseitige Interesse der Chirurgen an den unfallchirurgischen Themen und umgekehrt der Unfallchirurgen an den chirurgischen Themen konnte manchmal am Gesichtsausdruck der Zuhörer nachempfunden werden. Auch prominenteste Professoren waren tief in Gedanken versunken (**Abb. 1**).

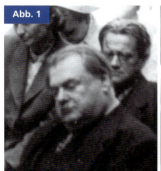
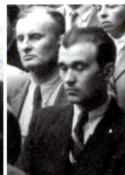

Wechselseitiges Interesse von Chirurgen und Unfallchirurgen: In Gedanken versunken

Eine Erleichterung der Publikationsmöglichkeit brachte ab 1957 die Herausgabe der Zeitschrift „Chirurgische Praxis" durch Raimund Wittmoser, einem ehemaligen Lorenz-Böhler-Schüler, der damals in Innsbruck tätig war. Es wurden in diesen Heften alle chirurgisch tätigen Fächer berücksichtigt. Von den über 500 Seiten des 1. Jahrganges waren 144 der Chirurgie und 114 der Unfallchirurgie gewidmet. Rein orthopädische Themata waren nur auf 3 Seiten vertreten. Im Jahre 1959, dem Gründungsjahr der österreichischen Gesellschaft für Chirurgie war das Verhältnis der Publikationsseiten scheinbar umgekehrt. Das allerdings nur, weil 77 Seiten eine Geburtstagsnummer zum 75. Geburtstag von Lorenz Böhler darstellten. Ohne diese Seiten war das Verhältnis Chirurgie 44 zu Unfallchirurgie 53 Seiten. Es fand sich keine orthopädisch-unfallchirurgische Arbeit. Es ist dazu noch hervorzuheben, dass die Publikationen, dem Wunsch des Herausgebers folgend, vorwiegend praktisch und nicht wissenschaftlich orientiert sein sollten.

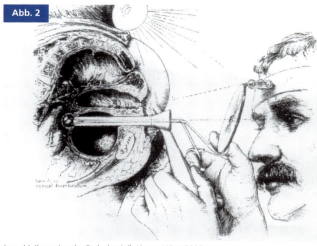

Abb. 2

Aus „Meilensteine der Endoskopie". Literas, Wien 2000

Osteosynthese – wissenschaftlicher Focus der Unfallchirurgie

Als Beispiel für die Akzeptanz unserer Vortragsanmeldungen dient das Programm der 78. Tagung der Deutschen Gesellschaft für Chirurgie im April 1961 in München. Von den 181 angenommenen Vorträgen beschäftigten sich maximal 15 direkt oder am Rande mit unfallchirurgischen Themen wie z.B. Jörg Böhler „Operative Versteifung der Halswirbelsäule vom vorderen Zugang." Außer ihm kamen noch 11 Vortragende aus Österreich. Es ist daher bald das eingetreten, was zu erwarten war: nämlich dass nach der Gründung der Österreichischen Gesellschaft für Chirurgie im Jahre 1959, einige Jahre später, nämlich im April 1965 auch eine Österreichische Gesellschaft für Unfallchirurgie gegründet wurde. Um diese Zeit kam es auch zu einer wesentlichen Veränderung der Fragestellungen. Während sich bis 1960 die unfallchirurgischen Publikationen vorwiegend der Diagnostik und konservativen Therapie der Extremitätenverletzungen, ganz selten der Operationsindikation und der Operationstechnik bei Extremitätenverletzungen und noch seltener der Versorgung von Verletzungen der Körperhöhlen widmeten, schlossen sich in der Schweiz Allgöwer, Müller, Willenecker und einige andere zur Arbeitsgemeinschaft für Osteosynthesefragen zusammen. Die Gründung erfolgte 1958, der erste operationstechnische Kurs in der Schweiz wurde 1960 gehalten. Damit war das Wort „Osteosynthese", das vorher höchstens einmal auf einem Kongress verwendet worden war, in aller Munde. Und damit ergab sich auch eine wesentliche Änderung unserer wissenschaftlichen Interessen. Behandlungsergebnisse der neuen Verfahren mussten denen der alten Techniken gegenübergestellt werden, und Adaptierungen der neuen Knochenbruchbehandlung wurden mitgeteilt. 1976 war auch in Österreich bereits ein Arbeitskreis für Osteologie gegründet worden, der im Oktober 1986 gemeinsam mit schweizerischen und deutschen Kollegen schon sein 10. Symposium in Wien abhalten konnte. Themen waren die Anwendung der neuen diagnostischen Verfahren, wie z.B. Magnetresonanz, die Knochenbruchheilung bei Kontinuitätsdefekten und Probleme bei metabolisch-endokrinologischen oder malignen Erkrankungen. Diese Fragen wurden nicht nur praktisch, sondern auch theoretisch behandelt. Die Themen waren damals vielleicht auch für Orthopäden interessant, nicht aber für Chirurgen.
Wir Unfallchirurgen waren daher auch am Kongress der Österreichischen Gesellschaft für Chirurgie

1970 nicht beteiligt, sondern nur die Österreichischen Gesellschaften für Gefäßchirurgie, Kinderchirurgie, Neurochirurgie, Plastische Chirurgie, Urologie, die österreichische Arbeitsgemeinschaft für Kiefer- und Gesichtschirurgie und der Arbeitskreis für Osteosynthesefragen in Österreich.

Natürliche und künstliche Pforten

In einigen chirurgischen Publikationen wurde aber ein neues Kapitel aufgeschlagen, nämlich die Endoskopie. Sie war durch Jahrzehnte fest in der Hand der Otolaryngologen und Urologen (**Abb. 2**). Gegen Ende des 19. und Anfang des 20. Jahrhunderts wurde aber von chirurgischer Seite auch über Ösophagoskopie, Gastroskopie (**Abb. 3**) und auch über transanale endoskopische Operationen berichtet. Das Kennzeichnende dieser Untersuchungen bestand darin, dass als Zugangswege nur von der Natur vorgegebene Eintrittspforten verwendet wurden.

Im Gegensatz dazu erschienen aus Japan schon in der ersten Hälfte des 20. Jahrhunderts und dann regelmäßig in den 60er Jahren Berichte über spezielle Arthroskope für das Kniegelenk, die den Zugang mit Hilfe eines Trokars, entweder vom Recessus superior oder auch von unterhalb der Patella perkutan herstellten. Die Geräte wurden vorwiegend zu diagnostischen Zwecken eingesetzt.

1969 begann der Chirurg Otto Wruhs sen., ein Böhlerschüler der Jahre 1948–1950, mit der Entwicklung eines Kaltlichtendoskops, das ein kleineres Kaliber hatte (**Abb. 4**). Er verwendete nämlich anfangs ein Kinderendoskop. Die wesentliche Neuerung bestand in der Möglichkeit, unter Beobachtung zu fotografieren und auch zu operieren, wenn auch sehr unbequem. Seit damals hat die Endoskopie auch in der Unfallchirurgie Fuß gefasst (**Abb. 5**). Die Methode war zwar durch Jahre hindurch auf das Kniegelenk beschränkt, hat sich aber jetzt auch schon auf andere Gelenke und Operationen erstreckt.

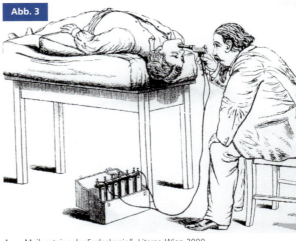

Abb. 3

Aus „Meilensteine der Endoskopie". Literas, Wien 2000

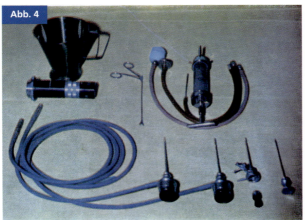

Abb. 4

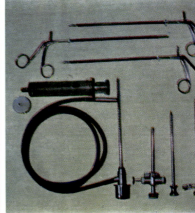

Aus O. Wruhs, Der Informationswert der Endoskopie des Kniegelenkes. Verlag Gebr. Hollinek, Wien 1974

Auch in der Allgemeinchirurgie und Urologie sind endoskopische Eingriffe heute nicht mehr wegzudenken. In einem großen Wiener Belegspital wurden z.B. im Jahr 2008 neben 4028 Operationen 537 unfallchirurgische und 118 chirurgische Endoskopien vorgenommen (**Tab.**).

Man kann also sagen, dass sich seit der Gründung der österreichischen Gesellschaft für Chirurgie und dann auch der Gesellschaft für Unfallchirurgie parallel die Interessen und die Anwendungen endoskopischer Methoden verbreitet haben. Hinweise auf gemeinsame Sitzungen zu diesem Thema konnte ich nicht finden.

Man muss also leider feststellen, dass der Input der Unfallchirurgie im Rahmen der chirurgischen Jahreskongresse auf die Chirurgie minimal war. Die neuen Fragestellungen und Techniken waren so verschieden und schon aufgrund der Organsysteme und zu behandelnden Regionen zu weit voneinander entfernt. Auch war das notwendige Instrumentarium sehr verschieden und teuer. Gerade deshalb ist aber im klinischen Betrieb die Zusammenarbeit besser geworden. Es ist zwar nicht anzustreben, dass ein mehrfach Verletzter von einem Komitee von Spezialisten betreut wird, sondern weiterhin unter der Obhut des Unfallchirurgen und Anästhesisten steht, dass aber die Zuziehung chirurgischer Kollegen zur Behandlung selbstverständlich geworden ist. In meiner Zeit wurden auch Simultanversorgungen bei Mehrfachverletzten vorgenommen und auch darüber publiziert, dass zum Beispiel ein Chirurg eine schwere Bauchverletzung versorgte, während in der gleichen Narkose ein Unfallchirurg eine Fußverletzung operierte.

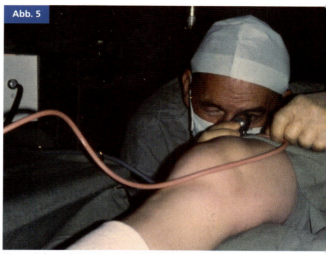

Diagnostisches und Operationsarthroskop 1974
(O. Wruhs, Hollinek, 1974)

Tab.	Material eines großen Belegspitals in Wien vom 1. 1.–31. 12. 2008
Offene Operationen	4.028
Endoskopien und endoskopische Operationen:	
Hernie einseitig	16
Hernie beidseitig	16
Cholecystektomie	61
Appendektomie	7
Eingriffe am Colon	8
Eingriffe am Rectum	8
	116
Handgelenk	4
Schulter	5
Hüftgelenk	1
Kniegelenk	400
Sprunggelenk	1
	411

Fortbildung mit Kipferln und Senf

Diese Tendenzen stammen weniger aus gemeinsamer Forschung als – in unserer Generation – aus der Zeit der gemeinsamen Ausbildung und Zusammenarbeit in großen Spitälern. Alle, die im Allgemeinen Krankenhaus in Wien ausgebildet wurden oder dort in den letzten 50 Jahren gearbeitet haben, wissen, dass die neutrale gemeinsame Ausbildungsstelle, das Forschungs- und Diskussionsforum im 1. Hof, das Café Haslinger war. Dort wurden zum Kaffee die Chefs durch den Kakao gezogen, die Liebhaber der Achsengerechtigkeit verglichen die Osteosynthesen abwesender Kollegen mit den Kipferln, die Buttersemmeln wurden mit pikanten Fällen garniert, und jeder konnte zu den Würsteln seinen Senf oder Kren dazugeben. Man hat sich also kennen gelernt, entwickelte gegenseitiges Vertrauen, und es haben sich auch Freundschaften gebildet. Davon profitieren unsere Patienten auch heute noch.

Die Orthopädie im Rahmen des Österreichischen Chirurgenkongresses

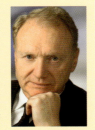

Univ.-Prof. Dr. Rainer Kotz
Vorstand der Universitätsklinik für Orthopädie, Wien

Die ältesten Aufzeichnungen von Orthopädietagungen, die mir zur Verfügung stehen, gehen in das Jahr 1960 zurück. Die Vereinigung der Orthopäden Österreichs hatte eine eigene Tagung vom 26.–28. Mai 1960 im Billrothhaus zum Tagungsthema „Der Fuß". Die Vereinigung ist natürlich viel älter, wurde nur während des Krieges unterbrochen, wurde aber bereits 1935 gegründet.

Die Orthopädie selbst in Österreich hat eine sehr lange Tradition. Um 1800 hat in Wien Siegmund Wolfsohn, Inhaber einer privilegierten Fabrik für chirurgische Maschinen, gearbeitet. Er war Arzt und Orthopäde und fertigte vor allem künstliche Glieder an. 1838 wurde von Dr. Zink in der Alser Vorstadt (Adlergasse 157) ein Institut für Heilgymnastik und Orthopädie eröffnet. 1840 war dann Tiefenbach in Wien auf Besuch und hat Tenotomien vorgeführt, und 1850 wurde ein Institut von Friedrich Wilhelm Lorinser errichtet, das bis 1865 bestand. Erst mit dem Ordinarius der I. Chirurgischen Universitätsklinik, Eduard Albert (**Abb. 1**), wurde die orthopädische Chirurgie unter seinem Schüler Adolf Lorenz entwickelt. Bis 1901 waren die wissenschaftlichen orthopädischen Aktivitäten auf die Chirurgie beschränkt, erst dann hat sich die Deutsche Gesellschaft für Orthopädie begründet und ist einen selbständigen Weg gegangen.

Teil der chirurgischen Universitätsklinik

In Wien war das orthopädische Universitätsambulatorium aber weiterhin ein Teil der I. Chirurgischen Universitätsklinik, und Adolf Lorenz (**Abb. 2**) war „außerplanmäßiger Professor" ohne Salär. Diese Tatsache hat in der Nachfolge Lorenz' renommierte Kandidaten, wie etwa Arnold Wittek aus Graz, abgehalten, die Berufung anzunehmen. Hans Spitzy (**Abb. 3**) wiederum hat Lorenz selbst als einen seiner früheren Konkurrenten als Nachfolger verhindert. So wurde ein jüngerer Schüler, nämlich Julius Hass, 1927 (**Abb. 4**) zum Leiter des nunmehr auf „Universitätsambulatorium für orthopädische Chirurgie" lautenden Ambulatoriums ernannt. Zu dieser Zeit hatte das Ambulatorium jährlich durchschnittlich 4.000–6.000 ambulante Patienten, 500–550 Operationen und bis zu 100 ausländische Ärzte auf Besuch. Im Jahre 1934 beschloss das Professorenkollegium die Frage des Universitätsambulatoriums für orthopädische Chirurgie einer endgültigen Lösung zuzuführen. Obwohl Julius Hass die eindrucksvollen Zahlen für die Existenzberechtigung des Institutes anführte, wurde in der Sitzung vom 16. 10. 1935 die Auflösung des Ambulatoriums beschlossen. Die Orthopädie wurde als einheitliches Ganzes der I. Chirurgischen Universitätsklinik von Prof. Ranzi angeschlossen, und als Kompensation erhielt die II. Chirurgische Universitätsklinik die aus

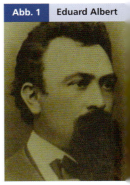

Abb. 1 Eduard Albert

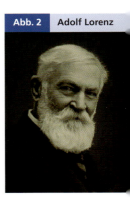

Abb. 2 Adolf Lorenz

der Reduktion der Orthopädie sich ergebenden Betten mit dem dazugehörigen Personal. Diese Lösung brachte es auch mit sich, dass die Kinder des orthopädischen Ambulatoriums als Gäste der chirurgischen Kinderstation im ersten Hof des Allgemeinen Krankenhauses untergebracht werden mussten.

Eigenständige Orthopädie

In diesem Jahr (1935) wurde – vielleicht auch als Reaktion auf diese Einverleibung der Orthopädie durch beide Chirurgische Universitätskliniken – die eigenständige „Vereinigung der Orthopäden Österreichs" gegründet – was auch die Organisation einer eigenständigen Sommertagung alle 2 Jahre außerhalb des Chirurgenkongresses zur Folge hatte. Erst 1962 gelang es an der Universitätsklinik Wien eine eigene Orthopädische Universitätsklinik unter Karl Chiari (**Abb. 5**) zu errichten. Die weitere Kooperation mit dem Mutterfach Chirurgie spiegelt sich im gemeinsamen Kongress jedes 2. Jahr mit der Chirurgengesellschaft wieder. In dem Jahr, in dem eigene orthopädische Kongresse veranstaltet wurden, wurde der Chirurgenkongress zwar von Orthopäden besucht, aber keine eigene Sitzung abgehalten. In den dazwischen liegenden Jahren hat die Gesellschaft für Orthopädie in Österreich (vormals Vereinigung der Orthopäden Österreichs) im Rahmen der Chirurgensitzung meist kleinere Sitzungen mit durchschnittlich 30 Teilnehmern abgehalten, die zwar Themen behandelt haben, die von allgemeinchirurgischer Relevanz waren, aber aufgrund der Vielzahl der Sitzungen, welche die Chirurgen während ihres Kongresses haben, nur selten von Mitgliedern der Gesellschaft für Chirurgie besucht wurden. Das hat auch dazu geführt, dass die zweijährigen eigenen Kongresse oft häufiger Gäste aufwiesen und eine hohe Beteiligungen von 300–500 Teilnehmern – auch aus dem benachbarten Ausland – hatten.

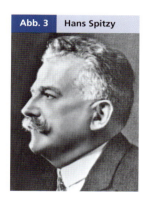

Abb. 3 Hans Spitzy

Abb. 4 Julius Hass

„Machbares und Sinnvolles"

Die Aktivität bei den Chirurgenkongressen wurde hauptsächlich von den 3 Universitätskliniken mit orthopädischen Abteilungen und großen orthopädischen Institutionen wie die Stolzalpe und Speising getragen. Ein besonderer Höhepunkt in der Zusammenarbeit von Orthopädie und Chirurgie war der Chirurgenkongress 2005 in Wien, den ich als Präsident der Chirurgengesellschaft veranstaltet habe und in dem entsprechende orthopädische Beiträge ganz wesentlich auch im Hauptthema verankert waren. Es ist überhaupt ein besonderer Vorzug, den die Österreichische Gesellschaft für Chirurgie den so genannten assoziierten Fächern gibt, auch in einem regelmäßigen Rhythmus die Präsidentschaft zu übertragen. Damit ist es bis heute gelungen, die Gesellschaft für Chirurgie als Dachorganisation über alle chirurgischen Fachspezialitäten zu erhalten. So war das Thema „Machbares und Sinnvolles" des Chirurgenkongresses 2005, den ich als Orthopäde veranstalten durfte, ein Thema, das alle chirurgischen Spezialitäten angesprochen hat. Es hat einerseits die Grenzen der chirurgischen Behandlungen aufgezeigt, andererseits aber auch die segensreichen Entwicklungen gezeigt, welche die Chirurgie entgegen vielen Prognosen nach wie vor zu einem der wichtigsten Fächern in der Medizin macht.

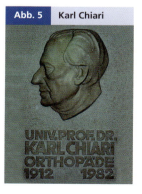

Abb. 5 Karl Chiari

Vom Leuchtschirm zum PET-CT

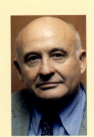

Em. O. Univ.-Prof. Dr. Gerhard Lechner
Vorstand der Universitätsklinik für Radiodiagnostik der MUW (1994–2004),
Ehrenmitglied
der Österreichischen
Gesellschaft für Chirurgie

Die Österreichische Gesellschaft für Chirurgie feiert das 50-jährige Gründungsjubiläum – dazu meinen herzlichen Glückwunsch! Fast vier Jahrzehnte (1968–2004) war es mir vergönnt, die chirurgischen Fächer bis zu meiner Emeritierung radiologisch zu betreuen. Die Chirurgie hat im Gegensatz zur Radiologie eine Jahrtausende alte Tradition, zurückreichend in die Zeit der Pharaonen, Inkas und Azteken, die auch ohne CT und MRT kriegs- und unfallbedingte Schädelverletzungen erfolgreich behandelten. Spannen wir einen weiten Bogen in das neunzehnte Jahrhundert, das mit drei großartigen Entdeckungen eine enorme Entwicklung der Chirurgie möglich machte. Dazu gehörte die Einführung der Äthernarkose durch den Zahnarzt W.T. Morton und den Chirurgen J. Warren (1846, Boston), das Erkennen der Bedeutung der Anti- und Asepsis durch Lord J. Lister (1867, Edinburgh) und nicht zuletzt am Ende dieses Jahrhunderts die Entdeckung der Röntgenstrahlen durch K.W. Röntgen (8. 11. 1895, Würzburg), der dafür 1901 den ersten Nobelpreis für Physik verliehen bekam.

Blick in das Körperinnere –
Voraussetzung für moderne Organchirurgie

Der Schmerz war besiegt, tödliche Infektionen konnten bekämpft werden, und das neue Fach „Radiologie" ermöglichte und unterstützte die Chirurgie bei der Einführung des lokalisierten organbezogenen Denkens und lieferte die Voraussetzungen für die moderne Organchirurgie. Die Röntgenstrahlen ermöglichten den „Blick in das Körperinnere", der Mensch wurde gläsern.
Die medizinische Bedeutung der Röntgenstrahlen wurde in der ganzen modernen Welt sofort erkannt, und schon 1896 wurden Durchleuchtungs- und Aufnahmegeräte gebaut und zahlreiche Publikationen verfasst. Die erste Angiographie wurde in Wien bereits im Jänner 1896 von E. Haschek und O. Lindenthal mit Hilfe eines Kontrastmittels (KM) bestehend aus Zinnober und Petroleum an einer amputierten Hand durchgeführt. Das Angiographiezeitalter hat damit in Wien seinen Anfang genommen, und die Suche nach geeigneten Kontrastmitteln begann.

Der Durchleuchtungsraum

Die Entwicklung der Untersuchungsmethoden in den verschiedenen Organbereichen vollzog sich außerordentlich rasant, im Detail kann darauf nicht eingegangen werden. Der Maschinenpark in einer röntgenologischen Abteilung war in den Sechzigerjahren vergleichsweise bescheiden und bestand aus einem Durchleuchtungs- und einem so genannten Aufnahmeraum. Der Durchleuchtungsraum war das Herzstück jeder Abteilung, stark frequentiert von Patienten und angefüllt mit unsichtbaren Röntgenstrahlen, produziert von einem DL-Gerät mit einem freundlich grünlich leuchtenden Fluoreszenzschirm, der insbesondere bei adipösen Patienten eine Adaptierungsphase mit aufgesetzter dunkler Brille bis zu einer Viertelstunde notwendig machte. Es gab noch keine ferngesteuerten Geräte, der Kontakt zum Patienten bei den durchleuchtungsgezielten Untersuchungen war hautnah eng und direkt. Damals war die Bariumuntersuchung des Gastrointestinaltraktes (Monokontrast, später Doppelkontrast) eine sehr häufige und oft die operationsentscheidende Untersuchung, da die Endoskopie noch mit technischen Limitierungen behaftet war. Es war auch eine chirurgisch lustvolle Periode der operativen Ulkusbehandlung, in der wir Radiologen große Erfahrung an BI- und BII-resezierten Mägen erlangen konnten. Ein neuer radiologischer Hoffnungsträger einer nicht-invasiven, effizienten radiologischen Dickdarmuntersuchung ist die „Virtuelle CT-Colonoskopie", die in den USA bereits als Screeninguntersuchung zugelassen ist und nach meiner Meinung die Irrigoskopie in einigen Jahren ersetzen wird. Gerade für die Versorgung der chirurgischen Fächer ist ein modern ausgestatteter DL-Raum mit Videobetrieb zur Durchführung von funktionellen Untersuchungen (z.B. Schluckuntersuchungen, Defäkographien), Sondenlegungen, T-Drain-Cholangiographie, postoperativen Anastomosenkontrollen, Hysterosalpingographien etc. nach wie vor unabdingbar.

Ultraschall, CT und MRT: maßgeschneiderte Untersuchungsstandards

In den siebziger und achtziger Jahren des letzten Jahrhunderts wurden in chronologischer Reihenfolge Ultraschall (US), Computertomographie (CT) und die Magnetresonanztomographie (MRT) in die radiologische Diagnostik eingeführt. Diese auf der Querschnittstechnik beruhenden Untersuchungsmethoden lassen mich an die Anatomieprüfung in unserer Studentenzeit zurückerinnern, als die von Prof. W. Krause vorgelegten ungeliebten und in ihrer didaktischen/diagnostischen Bedeutung völlig verkannten Leibesschnitte der Schrecken der Prüfungskandidaten waren. Durch die genannten Untersuchungsmethoden wurden nach über dreißigjähriger Entwicklung für alle medizinisch-chirurgischen Fächer maßgeschneiderte, hochqualitative Untersuchungsstandards geschaffen.
Der US ist wegen der fehlenden Strahlengefährdung eine von vielen Fächern verwendete primäre Untersuchungsmethode (z.B. Gynäkologie/Geburtshilfe, Gastroenterologie, Urologie, Unfallchirurgie/Schockraum, Kinderheilkunde, Onkologie etc.). Im Gegensatz zum US werden CT- und MRT-Geräte ausschließlich durch RadiologInnen betrieben.
Der Ein-Zeilen-CT hat ausgedient. Seit 1999 werden so genannte Mehr-Zeilen-CT (Multi-Slice-CT) auf dem Markt gebracht. Extrem kurze Untersuchungszeiten, höhere Auflösung, geringere Strahlenbelastung kombiniert mit 3-D-Echtzeit-Darstellung und innovativer Software, z.B. CT-Angiographie, Koronargefäßdiagnostik, virtuelle Kolonoskopie, Low-Dose-Programme für pädiatrische Patienten haben die CT zu einem zentralen und unverzichtbaren Instrument jeder Röntgeneinheit gemacht.

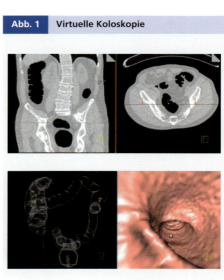

Abb. 1 Virtuelle Koloskopie

Während die Gesamtzahl (extra-/intramural) der CT-Geräte in Österreich (268/2008) in den letzten 5 Jahren kaum zunahm, hat sich die Anzahl der MRT-Geräte in den letzten 10 Jahren auf 170 Systeme fast verdoppelt. In den Spitälern ist eine 24-Stunden-Versorgung der Patienten mit einem MSCT unbedingt erforderlich; fehlen dazu die Mittel, sollte das Spital geschlossen werden. Die diagnostischen Möglichkeiten der Geräte sind Ihnen sicherlich bekannt und können auf Grund ihrer Vielfältigkeit mit einer Ausnahme nicht im Einzelnen besprochen werden. Wie Ihnen bekannt ist, ist die diagnostische Katheterangiographie der peripheren Gefäße obsolet und durch die CT-Angiographie ersetzt. Moderne Multi-Slice-CT-Geräte, vorgestellt auf dem ECR 2009 in Wien, sind nun auch in der Lage, in der unglaublich kurzen Zeit von einer Viertelsekunde ein komplettes Koronarogramm des Herzens zu erstellen, ein weiterer wichtiger Schritt in Richtung minimal-invasiver Diagnostik.

Präventive Screeninguntersuchungen mit Ganzkörper-CT/-MRT sind aus verschiedenen Gründen abzulehnen. Die Sensitivität für häufige Erkrankungen, z.B. Gefäß-Arteriosklerose und für die häufigsten Krebserkrankungen (Mamma, Lunge, Kolon, Prostata, Magen, Pankreas) ist unzureichend. Außerdem führen fragliche oder geringgradige Veränderungen oft zu weiteren, oft kostspieligen und strahlenbelastenden Untersuchungen, ohne für den Patienten wichtige Diagnosen zu erbringen. Ausgenommen ist z.B. eine Ganzkörper-MRT mit den entsprechenden Sequenzen für die Metastasensuche (z.B. Melanom).

PET-CT: One-Stop-Shot

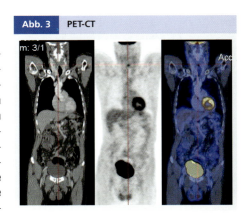

Abb. 3 PET-CT

Ein neues technisch aufwendiges Gerät ist die Positronen-Emissions-Tomographie/Computertomographie (PET-CT), eine international rasch wachsende bildgebende Methode, mit Einsatz vor allem im kardiologischen und onkologischen Bereich (Diagnostik bei unbekannten Primärtumoren, Ausbreitung von LK und Fernmetastasen, Therapieplanung und Kontrolle, Rezidivdiagnostik). Die Kombination PET und CT (Hybridtechnik) ermöglicht eine exakte anatomische Korrelation für PET-positive Läsionen (Hot Spot). 18F-Fluordeoxyglucose (18F-FDG) ist mit Abstand der am häufigsten verwendete PET-Tracer. Der Bedarf an diesen Geräten hat stark zugenommen, zur Zeit gibt es in Österreich lediglich neun PET-CT-Geräte, eine Refundierung über die Sozialversicherungen, wie sie beispielsweise schon in der Schweiz gegeben ist, sollte überlegt werden. Derartige Hybriduntersuchungen bezeichnet man auch als One-Stop-Shot, die zumindest in bestimmen Bereichen die Stufendiagnostik ersetzen werden.

Friedliche Kooperation von Chirurgen und Radiologen

Die Chirurgie hat sich in den letzten 20 Jahren in vielen Bereichen in Richtung der so genannten minimalinvasiven Chirurgie (MIC) entwickelt. Davon sind besonders abdominelle, urologische und gynäkologische Eingriffe betroffen, wobei verständlicherweise die präoperative Diagnostik wegen des eingeschränkten intraoperativen Gesichtsfeldes besonders präzise sein muss. Auch die interventionelle Radiologie hat in der Vergangenheit dazu beigetragen, operative Eingriffe durch perkutanen Zugang in Lokalanästhesie zu ersetzen. Beispiele sind Biopsien, Drainagen, Embolisationen und das Einführen von Stents in die peripheren, aber auch zentralen Gefäße, die teilweise in enger friedlicher Kooperation mit den chirurgischen Kollegen im Operationssaal durchgeführt werden.

Ich habe mich natürlich auch in der Historie der Chirurgie umgesehen und bin zu meiner Freude auf ein Zitat gestoßen, mit dem vor 2000 Jahren zur Zeit Kaiser Tiberius (14–37 n. Chr.) ein Wissenschafter namens Cornelius Celsus in seiner Enzyklopädie die Eigenschaften eines Wundarztes (= Chirurg) folgendermaßen beschrieb:

„Ein Wundarzt muss im kräftigen Mannesalter oder wenigstens diesem näher stehen als dem Greisenalter. Seine Hand sei sicher und fest und zittere nie; er sei ebenso geschickt im Gebrauch der linken und der rechten Hand. Scharf und hell sei die Sehkraft seiner Augen, furchtlos sein Gemüt, und

mitfühlend sei er nur in der Weise, dass es sein fester Wille ist, den in Behandlung genommenen Kranken zu heilen, ohne sich durch das Geschrei desselben rühren und zur größeren Eile, als es die Umstände erfordern, oder zu weniger kleinen Schnitten als nötig sind, bestimmen zu lassen. Vielmehr führe er alles aus, als ob durch das Klagegeschrei des Kranken bei ihm gar kein Mitleid erregt würde.

Die Chirurgie benötigt die Radiologie Tag und Nacht, auf den Intensivstationen, im Schockraum und im Operationssaal, daraus entsteht Zusammengehörigkeitgefühl, Kameradschaft und Freundschaft. Radiologen feiern ähnlich wie Chirurgen: Der erste mittels US gefundene Blinddarm beim Kind „kostet" Würschtl ohne Saft mit Kren und Senf mit einem Seidl Bier – wer hat das schon von unseren internistischen Kollegen gehört!

Schon vor 20 Jahren wurde im OP 39 der I. Chirurgie intraoperativer Ultraschall durchgeführt, unter dem Aspekt „Wo ist denn das Insulinom", die kleine Lebermetastase etc.? Für einen Radiologen eine sehr aufwendige und für den Chirurgen störende und operationsverlängernde Diagnostik, sodass es das radiologische Ziel war, die intraoperative Diagnostik an die Chirurgen weiterzugeben. Das ist tatsächlich gelungen, und ich möchte stellvertretend A. Maier und P. Pokieser für die Radiologie und J. Zacherl und Ch. Scheuba für Chirurgie nennen.

Die letzten Allgemeinmediziner

Die modernen RadiologInnen möchte ich folgendermaßen beschreiben: Sie sind die letzten Allgemeinmediziner, wenn auch die Subspezialisierung notwendigerweise immer stärker zunimmt. Unser Fach ist gefordert, die Luxation eines Gehörknöchelchens, eine Abstoßungsreaktion nach Transplantation, die verschiedenen Formen interstitieller Lungenerkrankungen, eine ektope Lokalisation eines Nebenschilddrüsenadenoms etc. ebenso wie eine Rippenfraktur zu diagnostizieren – Letztere wird leider bekannterweise nicht selten übersehen. Wir haben ein wunderbares Fach gewählt, wir sind kooperativ, innovativ, weltoffen, und wir stehen als gleichberechtigte Partner und Freunde immer zur Verfügung.

Die Fortschritte im Bereiche des PACS haben Chirurgie und Radiologie enger zusammengeführt, speziell in der Onkologie, wodurch die Patienten besser organisiert versorgt werden können. Zur Organisation der interdisziplinären Sitzungen, Betreuung von Datenbanken etc. unter Verwendung des PACS benötigt man speziell geschulte, nicht-ärztliche Fachkräfte. Die EDV ist in der Lage, mittels webbasierter Applikation Informationen (Bild und Text) an alle Orte zu bringen und mit Kommunikationspartnern auszutauschen.

Molekulare Zukunft

Imaging 2009 heißt die wichtige Neuentwicklung im Bereiche diagnostischer und interventioneller Radiologie, z.B. die Entwicklung von Imaging-Bio-Markern, Computer-aided Detection and Diagnosis (CAD), interaktive Simulation, Therapieplanung, Image-guided Intervention und Robotics Computerassisted Training.

Die MUW hat sich für die Zukunft vier Schwerpunkte gesetzt: Neurowissenschaften, vaskuläre Medizin, Onkologie und Infektiologie, Immunologie, Allergologie. Die Radiologie ist aufgefordert, dazu ihren Beitrag zu leisten, der darin besteht, den Weg vom anatomischen zum molekularen Imaging zu beschreiten. Einiges ist in der Vergangenheit diesbezüglich bereits geschehen: 2008 wurde das Exzellenzzentrum 7,0-Tesla-MRT eröffnet, ein PET-CT in Betrieb (m-CT) genommen, und seit 1. Oktober 2008 bekleidet Th. Helbich an der Klinik für Radiodiagnostik eine Professur für Molekulare Bildgebung. Der molekularen Zukunft steht also nichts mehr in Wege.

Vom Organmetzger zum interdisziplinären Tumorboard –
eine lange Entwicklung

Dem Verfasser dieses Beitrages ist es in einem Freude und Herausforderung, des Präsidenten Wunsch im Sinne eines Auftragswerkes zu entsprechen und die eigene, durch jahrzehntelange kollegiale Zusammenarbeit geprägte Sicht eines medizinischen Onkologen zu diesem Jubiläum der chirurgischen Fachgesellschaft darzulegen.

Geschichtlicher Rückblick

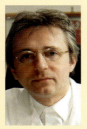

Prim. Univ.-Prof. Dr. Christian Dittrich
Vorstand, 3. Medizinische Abteilung, Zentrum für Onkologie und Hämatologie; Leiter, Ludwig-Boltzmann-Institut für Angewandte Krebsforschung (LBI-ACR VIEnna) – LB Cluster Translational Oncology; Präsident, Angewandte Krebsforschung – Institution für Translationale Forschung Wien (ACR-ITR VIEnna)

Die älteste schriftliche Erwähnung von Tumoren findet sich in ägyptischen Papyri, und zwar über Tumoren, die in Mumien gefunden wurden. Der älteste, der Edwin-Smith-Papyrus (**Abb. 1**), war zwischen 3000 und 2500 v. Chr. beschrieben worden und handelte von verschiedenen chirurgischen Krankheitsbildern. Er enthält Beschreibungen von acht Fällen von „Geschwülsten oder Geschwüren der Brust", die mit dem Brenneisen behandelt wurden. Der aus 1552 v. Chr. stammende Ebers-Papyrus enthielt die Warnung vor einer Behandlung eines an einer Extremität auftretenden großen Tumors mit der Begründung, dass dies tödlich ausgehen könne.
Interessanterweise gab es bereits im Altertum eine quasi stadiengerechte Empfehlung für die Vorgehensweise bei Krebs. So empfahl Aulus Cornelius Celsus (25 v. bis 50 n. Chr.) (**Abb. 2**), ein Römer, der stark durch die griechische und alexandrinische Medizin beeinflusst war, Krebs ausschließlich im frühesten Stadium zu entfernen, zumal seiner Meinung und Erfahrung nach fortgeschrittenere Stadien durch Behandlung mit ätzenden Medikamenten und dem Brenneisen oder auch durch Exzision gereizt werden würden.
Galens (138–201) (**Abb. 3**) Denken und Einfluss bestimmten das ganze erste Jahrtausend, und zwar mit seiner Säftetheorie über die Ursache von Krebs. Letztere, in Form von getrockneter Galle, müsse mit Abführmitteln aufgelöst werden, und nur bei Versagen dieser Maßnahme sollten Tumoren herausgeschnitten werden.
Der deutsche Chirurg Wilhelm Fabry (1560–1634) führte bei Patientinnen mit Brustkrebs bereits eine Lymphknotendissektion aus. Es war Henri-François le Dran (1685–1770), der in seiner Dissertation über die Natur und Behandlung von Krebs mit einem neuen Konzept das Galensche Theorem überwand. Er glaubte, dass Krebs zunächst als Lokalerkrankung seinen Anfang nahm und sich später über die Lymphgefäße in die Lymphknoten und weiter in die Zirkulation ausbreitete. Daraus schloss er, dass einzig und allein die chirurgische Behandlung früher Stadien von Brustkrebs Aussicht auf Heilung ermöglichte und dass die Operation neben der Mastektomie auch die Entfernung der axillären Lymphknoten umfassen müsste. Auch erkannte er bereits die Bedeutung von Lymphknotenmetastasen für die Prognose.
Mit John Hunter (1728–1793) wurde die Chirurgie wissenschaftlich. Er erkannte die Verschiebbarkeit von Tumoren als wichtiges Kriterium für deren Operabilität und gab die Empfehlung heraus, Tumoren bei starker Lymphknotenvergrößerung nicht mehr zu operieren.

Rückblick in die österreichische Medizingeschichte. In Österreich erlebte die klinische (innere) Medizin mit Ärzten wie Gerard van Swieten (1700–1772) ihre erste Hochblüte, während zur selben Zeit die Disziplin Chirurgie noch den Charakter eines Handwerkes aufwies. Die Lehrzeit der Wundärzte betrug drei bis sieben Jahre und wurde in einer Barbier- oder Baderstube, in einer sog. chirurgischen Offizin, absolviert, und die Lehrlinge waren dabei an die Zunftgesetze gebunden.

Joseph II war der erste Herrscher, der sich der Chirurgie annahm und ein richtiges Verständnis dafür hatte, dass ihr Aufschwung nur durch eine Vereinigung mit der „Medicin" zustande kommen könnte. Die Schaffung einer medizinisch-chirurgischen Akademie in Form des Josephinums stellte die Umsetzung dieser Idee dar.

Die nächsten Fortschritte in der Chirurgie waren einerseits durch solche in anderen Gebieten bzw. anderen Disziplinen bedingt, wie z.B. die Implementierung von Antisepsis durch Joseph Lister (1827–1912), der die von Louis Pasteur gemachten Erkenntnisse über Bakterien in den chirurgischen Alltag einfließen ließ, und andererseits an solche in der Anästhesie, der Intensivmedizin und der Transfusionsmedizin gebunden.

Fortschritte in der Tumortherapie im 20. Jahrhundert. Während die 5-Jahres-Überlebensrate in den 1930er Jahren für den Einsatz von Chirurgie als alleiniger therapeutischer Maßnahme gegen Krebs bei 25 % lag und 1950 auf ca. 33 % gesteigert werden konnte, war die nächste Verbesserung der 5-Jahres-Überlebensrate auf 37 % mit der zusätzlichen Anwendung einer weiteren Therapieform, nämlich der Strahlentherapie verknüpft. 1973, dem Jahr der zusätzlichen Integration von Chemotherapie, wurde die Prognose auf 40 % verbessert und seither unter Beibehaltung des Einsatzes dieser drei Behandlungsmodalitäten zuletzt auf ca. 70 % angehoben. Letztere Verbesserungen gehen im Besonderen auf pharmakotherapeutische Neuerungen zurück sowie auf den komplex abgestimmten, d.h. simultanen und/oder sequenziellen Einsatz aller drei Therapiemodalitäten.

Medizingeschichtliche Entwicklungen anhand von Beispielen

Prototypischerweise kann die Therapie des Mammakarzinoms herangezogen werden, anhand der die verschiedenen Herangehensweisen als erster Tumorentität aufgezeigt werden kann; für das Kolo(rektal-)karzinom liegen ähnliche Daten vor.

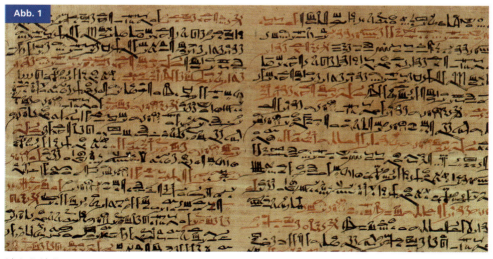

Abb. 1

Edwin-Smith-Papyrus

Mammakarzinom. Beim Mammakarzinom verlief die Entwicklung, wie in den Grundzügen oben geschildert, zunächst unter Verwendung verbesserter Narkosetechniken und intensiv-medizinischer Betreuung in Richtung intensivierter Radikalität, wie der Anwendung der Halstedschen Operation. Da trotz Inkaufnahme erheblicher Mutilation keine Verbesserung der Überlebensergebnisse auf diese Art und Weise erreicht werden konnte, wurde die Entwicklung in der Folge in Richtung Reduktion der operativen Radikalität gelenkt, um über die modifiziert radikale Mastektomie nach Patey bis hin zur Quadrantektomie bzw. Tumorektomie nach Veronesi zu führen, wobei schrittweise Strahlentherapie und Chemo-/Hormontherapie, zunächst postoperativ adjuvant, kompensatorisch für die Zurücknahme der operativen Exzessivität eingesetzt wurden, ohne dass es zu einer Verschlechterung der Ergebnisse gekommen wäre.

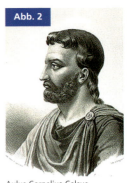

Abb. 2
Aulus Cornelius Celsus (25 v. bis 50 n. Chr.)

Mittlerweile ist es durch ein ganzes Maßnahmenpaket – auch die frühere Diagnosestellung und damit eine Verschiebung der Stadien in Richtung niedrigerer Stadien gehört zu demselben – gelungen, die Prognose von Patientinnen mit Mammakarzinom substanziell zu verbessern. So konnte die Mortalität in den USA und Großbritannien durch Screening und adjuvante Therapie in den Jahren 1980–2000 um 25 % abgesenkt werden, durch anthrazyklinhältige Polychemotherapie bei den unter 50-Jährigen um 38 % und bei der Altersgruppe von 50–69 Jahren um 20 %. Die adjuvante Gabe von Tamoxifen (durch 5 Jahre) hat zur Reduktion der Mortalität um rund ein Drittel und die Gabe von Trastuzumab zuletzt zu einer Abnahme der 3-Jahres-Mortalität ebenfalls um ein Drittel geführt.

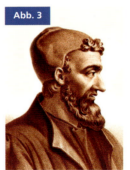

Abb. 3
Galen (138–201)

Das Mammakarzinom ist darüber hinaus die erste Tumorentität, bei der das Konzept der primären bzw. präoperativen – unglücklicherweise häufig als neoadjuvant bezeichneten – Systemtherapie, im Allgemeinen von Chemotherapie, getestet und auch in der Routine mittlerweile eingesetzt wird. Basierend auf tumorbiologischen Überlegungen und präklinischen Daten sollte es gemäß der sog. Goldie-Coldman-Hypothese zu einem Hintanhalten der Resistenzentwicklung bei früherem Einsatz von Chemotherapie kommen. Gleichzeitig erlaubt primäre, präoperative Therapie quasi als In-vivo-Testung eine genauere Einschätzung der Chemosensitivität eines Tumors und damit eine gewisse Individualisierung der Systemtherapie. Durch systematische Durchführung von Studien weltweit ist es gelungen, zunächst zu zeigen, dass die infolge primärer Systemtherapie bedingte Verzögerung des Einsatzes der chirurgischen Sanierung nicht nur nicht zu unkontrolliertem Wachstum dieser Tumoren geführt hat – dies wurde von Kritikern anfangs als Gegenargument gegen präoperative Chemotherapie befürchtet –, sondern in einem erheblichen Umfang zu einer Tumorverkleinerung, die damit brusterhaltende Tumorchirurgie ermöglicht. Während dieses eine Ziel zu beträchtlicher Verbesserung der kosmetischen Ergebnisse bei Mammakarzinom und damit auch der Lebensqualität der Betroffenen geführt hat, konnte eine weitere Erwartung, nämlich Verlängerung des Überlebens durch frühere Elimination von Mikrometastasen, bis heute nicht belegt werden. Mittlerweile gibt es auch eindrucksvolle Ergebnisse für primäre Hormontherapie, und der präoperative Einsatz von monoklonalen Antikörpern und sog. kleinen Molekülen, die als Signaltransduktionsinhibitoren Einfluss auf das Tumorwachstum und das weitere Verhalten inklusive Metastasierung und Invasivität nehmen können, ist in klinischer Prüfung.

Kolonkarzinom. Beim Kolonkarzinom konnte durch Einsatz von adjuvanter Chemotherapie zusätzlich zur Operation eine Reduktion der Gesamtmortalität um 20–30 % erreicht werden. Überdies liegen

Daten vor, dass durch den Einsatz von Chemotherapie bis zu einem Drittel der Patienten mit resezierbaren Lebermetastasen geheilt werden können. Dieser Paradigmenwechsel, der bemerkenswerterweise nicht auf der Basis von Ergebnissen prospektiv randomisierter Studien eintrat, hat zu einer mehr als substanziellen Veränderung bezüglich der Einschätzung der Prognose von Patienten mit Kolonkarzinom geführt. Aus Gründen gesteigerter Radikalität bei der operativen Entfernung von Lebermetastasen wird nunmehr präoperativ systematisch Chemotherapie eingesetzt. Der (zusätzliche) Einsatz monoklonaler Antikörper ist Gegenstand aktueller klinischer Prüfung.

Rektumkarzinom. Das Rektumkarzinom stellt in diesem Zusammenhang eine Tumorentität dar, bei der es durch primären Einsatz von präoperativer Radiochemotherapie zu signifikanter Reduktion an Lokalrezidiven und zu einer substanziellen Anhebung der Rate an Sphinktererhaltung bei tief sitzenden Rektumkarzinomen kommt. Im Gegensatz zur Erwartungshaltung konnte bei dieser Tumorentität – ähnlich wie beim Mammakarzinom – noch nie gezeigt werden, dass eine derartige präoperative Therapie zu einer Verlängerung des Gesamtüberlebens geführt hätte.

Analkarzinom. Schließlich sei an dieser Stelle noch die Entität des Analkarzinoms angeführt. Bei dieser ist es mittlerweile gelungen, im Allgemeinen von der operativen Sanierung Abstand zu nehmen, da mit ausschließlicher Radiochemotherapie hervorragende Langzeitergebnisse unter Erhaltung des Schließmuskels erreicht werden konnten.

Medizingeschichtlich basierte Konsequenz moderner Tumortherapie

Die möglichen unterschiedlichen optimalen Vorgehensweisen in Abhängigkeit von der individuellen Situation jedes einzelnen Patienten macht die Implementierung eines multidisziplinär besetzten Teams aus onkologisch erfahrenen ÄrztInnen ihres Fachgebietes notwendig, um auf alle allenfalls vorliegenden Detailprobleme im Sinne von „Evidence-based Medicine" eingehen zu können. Es ist als absolut wünschenswert anzusehen, dass alle Tumorpatienten möglichst präoperativ gemeinsam, d.h. im Rahmen eines sog. Tumorboards begutachtet werden und dass unter Austausch sämtlicher relevanter Detailinformationen und unter Abwägung aller Pros und Cons Empfehlungen für das therapeutische Vorgehen gemeinsam getroffen werden. Einem solchen Tumorboard sollen Vertreter der folgenden Disziplinen angehören: Chirurgie (im Falle eines spezifischen Organfaches ein kompetenter chirurgisch erfahrener Vertreter des jeweiligen Faches), Histo-Zyto-Molekular-Pathologie, bildgebende Radiologie, Strahlentherapie sowie medizinische Onkologie. Erst das symbiotische Zusammenwirken aller genannten Disziplinen ist Garant für ein optimiertes Ergebnis und weiteren Fortschritt.

Literatur beim Verfasser

Das peptische Magenduodenalgeschwür:
Von der Magenverstümmelung zur medikamentösen Therapie

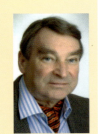

o. Univ.-Prof. Dr.
Günter J. Krejs
Leiter der Klinischen
Abteilung für Gastroenterologie und Hepatologie,
Universitätsklinik für
Innere Medizin, Graz

Vor 150 Jahren war ein Magengeschwür oft ein Todesurteil. Die operative Behandlung, eingeführt von Billroth im späten 19. Jh., war etwa 100 Jahre lang die Therapie der Wahl, bis zur Entwicklung der H_2-Blocker und dann der Protonenpumpenhemmer und bis zur Entdeckung der Rolle des Helicobacter pylori durch Barry Marshall und Robin Warren.

Magengeschwür war oft ein Todesurteil

Wenn ich in der Vorlesung über das peptische Geschwür spreche, sage ich den Studenten, dass ich das Thema vorerst mit der Krankengeschichte eines Kollegen einleiten möchte:

Heinrich, medicinae studiosus, 19 Jahre alt, kräftig gebaut und von blühendem Aussehen, litt seit dem 16. Jahre an Gefühl von Druck in der Magengegend. Der Druck trat 2–3 Stunden nach dem Essen auf und wurde durch Essen gestillt. Dieser Zustand hielt 8–14 Tage an, und es folgte ein oft monatelanges Wohlbefinden. Im Herbst 1857 begab sich Heinrich nach Genf, wo heftige Schmerzen auftraten. Als er an Ostern 1858 die Universität Thübingen bezog, kam erneut ein Rückfall. Da plötzlich am 16. Tag der Erkrankung, abends um halb fünf, wurde er, während er sich bückte, von furchtbaren Schmerzen im Bauche befallen. Seine Freunde fanden ihn stöhnend und sich krümmend am Boden liegen. Die Schmerzen strahlten bald trotz gereichten Opiums auf den übrigen Bauch aus. Der Kranke wünsche sehnlich Stuhlgang, der aber trotz wiederholter Klystiere nicht erreicht wurde. Dagegen stellte sich reichliches Erbrechen saurer Massen ein. Der Bauch wurde aufgetrieben, die Leberdämpfung verschwand, und etwa 40 Stunden nach Beginn des Anfalls war der Kranke erlegen.

Bei der Obduktion des armen Heinrich fand man ein perforiertes Duodenalgeschwür und eine schwere Peritonitis, die zum Tode führte. Es handelte sich dabei wahrscheinlich um die Erstbeschreibung eines perforierten Ulcus duodeni durch Julius Kraus (**Abb. 1**) [1]. Mein Lehrer in der Gastroenterologie, Prof. Andre L. Blum, (früher Zürich, jetzt Lausanne) hat diese Geschichte ausgegraben und bei seiner Habilitationsvorlesung in Zürich zum Besten gegeben. Ich sage dann den Studenten weiters, dass, falls Heinrich heute in unserer Notfallstation käme, man entweder mit einem Abdomenleerfilm oder einer Computertomografie

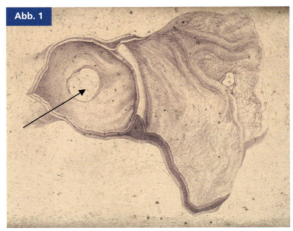

Abb. 1

Ulcusperforation im Bulbus duodeni (Pfeil) [1]

freie Luft im Bauch feststellen würde. Nach diesem Befund zusammen mit der Anamnese (Nüchternschmerz als typisches Symptom eines Ulcus duodeni) würde man wahrscheinlich die Perforation laparoskopisch vernähen. Bei gleichzeitiger Gabe intravenöser Protonenpumpenhemmer und Antibiotika könnte der Patient nach 5 Tagen wieder nach Hause gehen, 1858 musste er an der Peritonitis sterben. Der rezidivierende Verlauf macht es außerdem höchst wahrscheinlich, dass Heinrich eine Infektion der Magenschleimhaut mit Helicobacter pylori hatte. Die klassischen Ulcusoperationen beschrieb Billroth aber erst 20 Jahre später, die Einführung der Protonenpumpenhemmer und die Entdeckung von Helicobacter pylori erfolgten erst 130 Jahre nach dem Tod von Heinrich. Die Studenten meinen dann, dass sie froh seien, heute zu leben.

Abb. 2 **Das 1910 publizierte Diktum „Ohne Säure kein Ulcus" von Karl Schwarz [2] hat sich im Wesentlichen behauptet.**

BEITRÄGE

ZUR

KLINISCHEN CHIRURGIE

MITTEILUNGEN AUS DEN CHIRURGISCHEN KLINIKEN

Ueber penetrierende Magen- und Jejunalgeschwüre.

Von

Dr. **Karl Schwarz,**

Primararzt am Spital der barmherzigen Brüder in Agram.

Magensaft, (denn auch in letzterem Fall kann bei besonderem Absinken der Schutzkräfte noch immer A > S), wie auch die Möglichkeit des Nichtzustandekommens von Magengeschwüren auch bei hochgradiger Superacidität, (wenn S besonders gut entwickelt ist). O h n e s a u e r e n M a g e n s a f t kein peptisches Geschwür. Das Magengeschwür ist nach dieser Auffassung nur ein Folgezustand des Mißverhältnisses zwischen der selbstverdauenden Kraft des Magensaftes und

„Ohne Säure kein Ulcus"

Die Fähigkeit der Korpusschleimhaut, 0,1N Salzsäure – pH zirka 1 – mit maximal 180 mEq Wasserstoffionen pro Liter zu produzieren, ist ein einmaliges und faszinierendes biologisches Phänomen. Diese Säure dient zusammen mit dem Pepsin der Verdauung und der Inaktivierung von Mikroorganismen. Andererseits ist das eine gefährliche Angelegenheit, an einem Ort eine so potenziell korrosive Flüssigkeit zu produzieren. Zahlreiche Schutzfunktionen besitzt der Magen, damit es unter normalen Umständen zu keiner Schädigung kommt. Dazu gehören die Schleimproduktion, die Produktion von Bikarbonat und Schaffung eines neutralen Mikromilieus unter dem Magenschleim direkt an der Oberfläche der Epithelzellen, gut durchblutete Mukosa, die eventuell rückresorbierte Wasserstoffionen sofort abtransportiert, schnelle Zellerneuerung und Prostaglandine als Schutzmoleküle.

Als wichtigster aggressiver Faktor wurde im letzten Jahrhundert die Säure betrachtet, und das berühmte Diktum „Ohne Säure kein Ulcus" von Karl Schwarz hat sich im Wesentlichen behauptet. Dies deshalb, weil der Therapieansatz zur Unterdrückung der Säure im Allgemeinen zur Ulcusheilung führt. Karl oder Dragutin Schwarz war ein Chirurg aus Zagreb, der eine Zeit in Graz und in Wien wirkte. Das berühmte Diktum entstand 1910 in einer einschlägigen Arbeit mit dem Titel „Über penetrierende Magen- und Jejunalgeschwüre" (**Abb. 2**) [2]. Das Einzige, was man 1910 zur Säurebehandlung hatte, war Atropin, das jedoch furchtbare Nebenwirkungen verursachte. Die damalige Therapie des Ulcus bestand aus Bettruhe, Diät, Atropin und Wismut. Bei Komplikationen wie Ulcusblutung war man deshalb ziemlich machtlos, und die Magenchirurgie wurde zu einer wichtigen Methode der Ulcustherapie. Billroth entwickelte in genialer Weise die Resektion des distalen Magens, er verstarb 1894, ohne zu wissen, dass dort die Gastrinsekretion erfolgt und die zweite Phase der Magensekretion, die gastrale Phase, mediiert wird. Gastrin wurde erst 1905 entdeckt. Sowohl die Resektionsverfahren als auch die später in den 1940er Jahren von Dragstedt entwickelte Vagotomie reduzieren die Magensekretion etwa um 50 %, das war ein großer therapeutischer Gewinn, doch gab es nach der Operation in etwa 10 % der Fälle Rezidive.

Tab.	Risikofaktoren für NSAR-assoziierte gastrointestinale Komplikationen
	RR
früheres Ulcus mit Komplikationen	14
multiple NSAR/Aspirin	9
hohe NSAR-Dosis	7
früheres Ulkus ohne Komplikationen	6
Alter > 70 Jahre	6
Antikoagulation	6
SSRI	6
Corticosteroide	2
Infektion mit Helicobacter pylori	2
(Zusammenfassung von mehreren Studien)	

Die Antazida waren über lange Zeit eine wichtige Therapie, doch musste man sie mehrmals am Tag nehmen, um akute Ulzera zu heilen. Das Anheben des pH-Wertes führt zu einer weiteren Säurelockung, und es lag nahe, eher die Säurereproduktion direkt an der Parietalzelle zu stoppen. Ein wesentlicher Fortschritt war die Identifikation des Histamin-2-Rezeptors an der Parietalzelle und die Möglichkeit, diesen Rezeptor zu blockieren. Sir James Black bekam dafür den Nobelpreis, und ab 1975 wurde die H_2-Blocker-Therapie das *non plus ultra*. Das Präparat Zantac von der Firma Glaxo (generisch Ranitidin) schaffte es in das „Guinness Book of World Records", da es 1982 weltweit das am häufigsten verschriebene Medikament war. Das war damals ein sensationeller Fortschritt, doch welche Rolle spielen heute die H_2-Blocker? Der Zürcher Gastroenterologe und mit mir gemeinsamer Schüler von Andre L. Blum und U. P. Haemmerle, Professor Hansrudi Kölz, formulierte es jüngst ganz klar: „Es gibt heute eigentlich keine Indikation mehr für einen H_2-Blocker." Und dies, weil wir in Form der Protonenpumpenhemmer eine noch bessere Säuresuppression seit der 1980er Jahren haben.

Die Protonenpumpenhemmer (PPI) sind Enzymhemmer, was ein sehr wichtiges therapeutisches Prinzip darstellt. Bei den H_2-Blockern und der Rezeptorblockade gab es eine Adaptation, und Cimetidin und Ranitidin wirken nach einer Woche nur mehr sehr wenig, offensichtlich war es aber ausreichend, um die Ulcusheilung signifikant zu beschleunigen. Protonenpumpenhemmer (Omeprazol, Pantoprazol, Lansoprazol, Rabeprazol, Esomeprazol) wirken auch nach 3 Jahren genau so stark wie am ersten Tag. Es gibt keine Tachyphylaxie. Den Siegeszug dieser Medikamente durch extrem wirksame Säuresuppression bei sehr geringen Nebenwirkungen sieht man am besten daran, dass im Jahre 2008 in Österreich 180 Millionen Dosen eines PPI verbraucht wurden, das heißt, dass jede(r) ÖsterreicherIn einschließlich Neugeborene im Jahr ca. 23 Tabletten davon einnimmt. Dies ist natürlich nur im geringen Ausmaß gegen die Ulcuskrankheit, im höheren Ausmaß für die Behandlung der Refluxösophagitis und funktioneller Beschwerden, so wie der nicht wünschenswerten Entwicklung von Protonenpumpenhemmern zur Lifestyle-Medikamenten. Den bisher wohl erfolgreichsten Weltkongress für Gastroenterologie aller Zeiten durfte ich als Präsident in Wien 1998 leiten (13.000 Teilnehmer). Dies war aber zum Teil dadurch bedingt, dass die vier Protonenpumpenhemmer-Herstellerfirmen als Hauptsponsoren eine sehr großzügige Unterstützung gewährten. Das ist aber auch Geschichte, denn die meisten der Protonenpumpenhemmer sind heute Generika, und den Firmen sind solche große Förderungen nicht mehr möglich.

Neben der Säure wurde auch in den 1940er Jahren klar, dass Aspirin und in der Folge nicht-steroidale Antirheumatika als wichtige magen- und duodenalschleimhautschädigende Medikamente wirken können, und die ersten Beobachtungen zur Schädigungen durch Aspirin erfolgten in Australien. Nachdem nicht-steroidale Antirheumatika bei unserer immer älter werdender Bevölkerung eine so große Medikamentengruppe mit hohem Verbrauch darstellen, ist auch diese Problematik der Magenschleimhautschädigung immer wichtiger geworden. Wir kennen heute die Risikofaktoren (**Tab.**), und dort empfiehlt sich ein Magenschutz mit einem Protonenpumpenhemmer.

Helicobacter pylori

Zu den oben genannten aggressiven Faktoren wie Säure, Pepsin, Medikamente, kam noch ein weiterer wichtiger Faktor, nämlich die Infektion der Magenschleimhaut mit Helicobacter pylori, was die Widerstandskraft gegen das korrosive Pepsin-Säure-Gemisch deutlich vermindert, während man im Allgemeinen glaubte, dass die Säure des Magensaftes im Wesentlichen einen relativ keimfreien Magen gewährleistet und dass es nur bei Achlorhydrie zu einer Bakterienbesiedelung kommt. Ich musste in meinem Chemiepraktikum noch die Bestimmung von Milchsäure im Magensaft lernen, da dieser auch als diagnostischer Test für Magenkarzinom galt, und das ist jetzt 45 Jahre her.

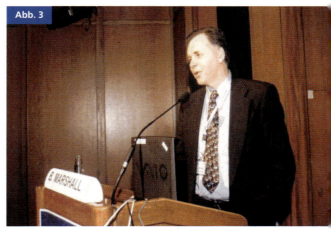

Barry Marshall in Graz – 34. Jahrestagung der Österreichischen Gesellschaft für Innere Medizin, 2003

Es war wieder eine Entdeckung in Australien, Barry Marshall befasste sich damals als Gastroenterologe in Ausbildung mit bakteriellen Kulturen von Magenschleimhautbiopsien, als sein Pathologe Robin Warren ihm sagte, er sehe im Mikroskop immer wieder bei Ulcuspatienten viele Keime. Als zu Ostern 1982 die Biopsien zwei Tage länger im Brutschrank blieben, wuchs auf Campylobacter-Nährböden ein Keim. Damit begann eine der faszinierendsten Geschichten, die ein Umdenken der Ulcusgenese mit sich brachte. „Ist das Ulcus eine Infektionskrankheit?" fragten berühmte Editorials und „Wird die Gastroenterologie eine Subspezialität der Infektiologie?". Barry Marshall (**Abb. 3**) konnte für Helicobacter pylori die Kochschen Postulate erfüllen, und man konnte feststellen, dass zur Ulcusbehandlung jetzt auch die Gabe von Antibiotika gehörte, um die Infektion zu eliminieren. Dabei kam es zu der wichtigen Beobachtung, dass die Ulcusrezidive eine Seltenheit wurden. Es hieß also nicht nur, das Ulcus heilen, sondern die Ulcuskrankheit selbst mit zwei Antibiotika und einem PPI heilen. Jetzt gibt es kaum mehr Rezidive, wie sie so typisch unser Medizinstudent Heinrich bedauerlicherweise erlitt.

Literatur:
[1] Kraus J., Das perforierende Geschwür im Duodenum., Eine Monographie, Berlin 1865, Verlag von August Hirschwald
[2] Schwarz K., Über penetrierende Magen- und Jejunalgeschwüre, Beiträge zur Klinischen Chirurgie 1910; 67:96–128

Chirurgie und Hygiene – die vergangenen 50 Jahre

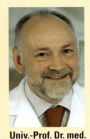

Univ.-Prof. Dr. med. Helmut Mittermayer
Institut für Hygiene, Mikrobiologie und Tropenmedizin, Krankenhaus der Elisabethinen Linz; Nationales Referenzzentrum für nosokomiale Infektionen und Antibiotikaresistenz, Nationales Referenzzentrum für Hepatitis

In der langen und erfolgreichen Geschichte der Chirurgie waren operative Eingriffe immer mit dem unvermeidlichen Risiko schwerer, oft tödlicher Infektionen behaftet. Es waren daher sehr oft auch Chirurgen, die sich intensiv mit der Infektionsprävention wissenschaftlich auseinandergesetzt haben. Lord Joseph Lister, der als „Vater der antiseptischen Chirurgie" die Desinfektion durch Versprühen von Karbolsäure eingeführt hat, der große Theodor Billroth, der auch in der Mikrobiologie durch die Beschreibung der „Coccobacteria septica" (heute Streptokokken und Staphylokokken) Meilensteine gesetzt hat, Johannes von Mikulicz-Radecki, der gezielte Versuche zur Hautdesinfektion durchgeführt und Antisepsis mit Asepsis verbunden hat, Hermann Kümmell, der Alkohol für die Händedesinfektion eingesetzt hat, und die Entwickler der aseptischen Operationstechnik wie Gustav Adolf Neuber, Ernst von Bergmann und Curt Schimmelbusch (**Abb. 1**) sind nur einige Namen.

Was war vor 50 Jahren?

Vor 50 Jahren war das System der Antisepsis und Asepsis bereits voll entwickelt. Steriles Instrumentarium und keimfreie Operationstextilien waren eine Selbstverständlichkeit. Wundinfektionen waren trotzdem immer noch präsent, schienen jedoch durch die Verfügbarkeit von Antibiotika an Bedeutung zu verlieren. Vor kurzem war Vancomycin als neue, wenngleich damals ziemlich toxische Wunderwaffe gegen Staphylokokken eingeführt worden. Diese Staphylokokken hatten ja bereits gelernt, sich gegen Penicilline, Erythromycin und Tetrazykline erfolgreich zur Wehr zu setzen und Resistenzen zu bilden. Mit großem Optimismus wurde daher die Entwicklung neuer Antibiotika gesehen, die nach und nach, so war man der Überzeugung, die Infektionsprobleme beherrschen sollten. Noch waren es einige Jahre bis zu den ersten Ausbrüchen von Infektionen mit methicillinresistenten Staphylokokken, die die Medizin bis in die heutigen Tage begleiten sollten. Von einer weiteren Verbreitung multiresistenter gramnegativer Erreger war noch keine Rede.

Trotz aller Fortschritte der Infektionsbekämpfung war die damalige Chirurgengeneration sehr vorsichtig und setzte vor allem auf Prävention. Schließlich waren die fatalen Folgen schwerer postoperativer Infektionen aus der vorantibiotischen Ära allen noch zu sehr im Bewusstsein, als dass man sich hier allein auf die neuen, wenn auch sehr erfolgversprechenden Medikamente verlassen wollte.

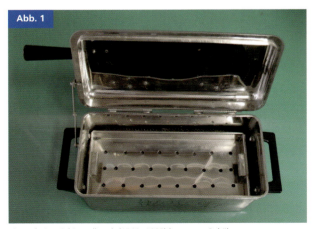

Abb. 1
Ein nach Curt Schimmelbusch (1860–1895) benannter Behälter zur Sterilgutlagerung

… und wie war die weitere Entwicklung?

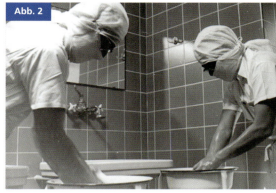

Herzoperation (Bundesarchiv, Foto: Stum Horst, 26. Okt. 1970)

In weiterer Folge hat sich eine etwas ambivalente Sicht der Infektionen ergeben. Einerseits war der Optimismus grenzenlos, was den endgültigen Sieg über Infektionen betraf. Diese Sicht gipfelte in dem berühmten, wenn auch nicht sicher belegten Ausspruch des US-amerikanischen Surgeon General der Jahre 1965 bis 1969 William H. Stewart, der gesagt haben soll: „The time has come to close the book on infectious diseases" – eine Meinung, die auch andere prominente Mediziner geteilt und publiziert haben. Andererseits hat sich die Krankenhaushygiene vor allem in Deutschland immer mehr zu einer Disziplin des allgemeinen, ja fast fanatischen Desinfizierens gewandelt, die Fußböden, Wände und andere patientenferne Flächen einer rigorosen Behandlung mit chemischen Mitteln unterzog und keinerlei Rücksicht auf tatsächliche Risiken nahm. Nicht alle Hygieniker haben sich dieser Betrachtungsweise angeschlossen. Ein Beispiel dafür war der Düsseldorfer Hygieniker Ludwig Grün, der stets betonte, dass Hygiene nicht bedeute, Bakterien zu jagen, sondern Infektionen zu verhüten.

Seit Beginn der 1970er setzte sich immer mehr eine neue risikobezogene Sicht der Hygiene durch, die sich an der Epidemiologie der nosokomialen Infektionen orientierte und danach trachtete, Infektionswege zu unterbrechen und nicht um jeden Preis alle Bakterien zu vernichten, was ja schlichtweg unmöglich ist. Ausgegangen war diese Entwicklung vom angloamerikanischen und vom skandinavischen Raum und wurde in Österreich am Hygiene Institut der Universität Wien unter Heinz Flamm und Manfred Rotter weiter entwickelt, das damit eine Vorreiterrolle für unser Land übernommen hat. Die Wiederentdeckung der alkoholischen Händedesinfektion (**Abb. 2**), die aufgrund neuer Wirksubstanzen fast in Vergessenheit geraten wäre, und deren Standardisierung waren ein wichtiger Meilenstein der Wiener Schule. Erst sehr viel später haben einige einflussreiche Länder wie die USA diese an sich alte Methode für sich neu entdeckt und propagieren sie jetzt sowohl im Bereich der allgemeinen Infektionsprophylaxe als auch zur chirurgischen Händedesinfektion. Die Weltgesundheitsorganisation hat mit ihrer Kampagne „Clean care is safer care" die Händedesinfektion zur weltweit wichtigsten Methode der Infektionsverhütung im medizinischen Alltag erklärt (**Abb. 3**).

Immer mehr setzt sich die Erkenntnis durch, dass Infektionen weit davon entfernt sind, bedeutungslos zu werden. Speziell mit dem gewaltigen Fortschritt in vielen medizinischen Disziplinen machen nosokomiale Infektionen immer öfter das Behandlungsergebnis zunichte und werden so zu einer zunehmenden Bedrohung für die Patienten. Die Schlagworte „Erkennen, Verhüten und Bekämpfen von Krankenhausinfektionen" prägen den neuen Trend in der Hygiene, wobei es zunächst wichtig war, ein Bewusstsein dafür zu schaffen, dass vor jeder rationalen Planung von Maßnahmen die Erfassung der Größenordnung und der Beschaffenheit der Infektionsprobleme, also die Surveillance, steht.

In Österreich kommt es schon sehr bald, in den 1980ern, zu einer gesetzlichen Verankerung der Krankenhaushygiene. Im Krankenanstaltengesetz werden die Struktur mit dem Hygieneteam bestehend aus Krankenhaushygieniker/Hygienebeauftragtem/r Arzt/Ärztin und die Aufgaben festgelegt. Zunehmend werden die gesetzlichen Bestimmungen in den Krankenanstalten auch mit Leben erfüllt. Gerade auch die Einbindung von speziell ausgebildeten Pflegekräften in die Infektionsprävention wird als besonders wichtig erachtet, und dementsprechend wird eine Sonderausbildung nach dem Krankenpflegegesetz initiiert. Für ÄrztInnen wurde ein Diplom der Österreichischen Ärztekammer in Krankenhaushygiene geschaffen, das mittlerweile auch schon von einer stattlichen Zahl von ChirurgInnen erworben wurde.

Es folgt sehr rasch die Bildung von interprofessionellen Krankenhaushygiene-Arbeitsgruppen für ÄrztInnen und Pflegepersonal, beginnend in Oberösterreich und Wien und in weiterer Folge in anderen

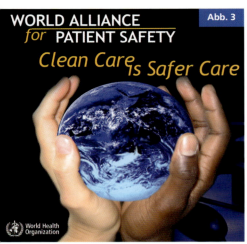

WHO-Kampagne: Händehygiene als essenzielle Basis für Patientensicherheit

Bundesländern. Diese Arbeitsgruppen dienen dem Informationsaustausch, organisieren Fortbildungsveranstaltungen und werden zunehmend auch von den Gesundheitsbehörden zur Zusammenarbeit herangezogen.

Im Jahre 2002 wurde mit dem Leitfaden ProHyg (**Abb. 4**), der im Auftrag des damaligen Bundesministeriums für Soziale Sicherheit und Generationen von österreichischen ExpertInnen erarbeitet wurde, erstmals ein bundesweiter praxisorientierter Standard in der Krankenhaushygiene publiziert, der, obwohl nicht gesetzlich bindend, zunehmend die Funktion einer verbindlichen Richtlinie bekam.

Heute ist unumstritten, dass Krankenhaushygiene ein wesentlicher Bestandteil des Qualitätsmanagements in der Patientenbetreuung ist und eine wesentliche Bedeutung für die neue EU-Initiative zur Gewährleistung der Patientensicherheit hat.

Neue Herausforderungen für die Hygiene

Die moderne Medizin und damit auch die Chirurgie hat in den letzten Jahrzehnten eine Leistungsexplosion zu verzeichnen gehabt, deren Intensität sich immer mehr verstärkt hat. Diese Erfolge haben natürlich auch ihren medizinischen Preis. Viele Patienten verdanken ihr Überleben invasiven Maßnahmen, wie maschineller Beatmung, Hämodialyse, Hämofiltration, diversen künstlichen Zugängen zum Gefäßsystem oder in sterile Körperhöhlen und gerade auch ausgedehnten Operationen. Alle diese lebensrettenden Interventionen durchbrechen die Integrität des Körpers und erlauben so pathogenen Mikroorganismen den Zutritt in sonst keimfreie Bereiche. Zusätzlich gefährdet sind viele Patienten durch massive Abwehrstörungen, die durch ihre Grunderkrankung oder durch die Schwere ihrer Verletzungen bedingt ist. Darüber hinaus wirkt die medikamentöse Therapie oft immunsuppressiv, entweder als Nebenwirkung wie bei Zytostatika oder gewollt wie bei Organtransplantationen zur Verhinderung von Abstoßungsreaktionen.

Krankenhaushygiene ist daher gerade wegen der rasanten Entwicklung der Medizin besonders gefordert. Die Maßnahmen reichen von der ganz einfachen und doch extrem wirksamen Händedesinfektion über organisatorische Verbesserungen von Handlungsabläufen bis zu technisch aufwändigen Lösungen in der Instrumentenaufbereitung. Eine besondere Herausforderung ist hier die wirksame Aufbereitung des mikrochirurgischen Instrumentariums und der immer öfter eingesetzten Operationsroboter.

Krankenhausinfektionen sind auch ein wichtiger Kostenfaktor. Für Österreich wurde ein finanzieller Mehraufwand von 200 bis 330 Millionen EUR pro Jahr allein bei der Behandlung im Krankenhaus geschätzt, nicht eingerechnet in diese Zahlen sind Kosten der Nachsorge und Sozialkosten wie Arbeitsausfall, Invalidität oder vorzeitiger Tod. Mittel, die für nosokomiale Infektionen aufgewendet werden müssen, stehen für andere Aufgaben in der Medizin nicht mehr zur Verfügung und hemmen damit auch die Weiterentwicklung. Unmittelbar oder mittelbar stehen ca. 2.500 Todesfälle in

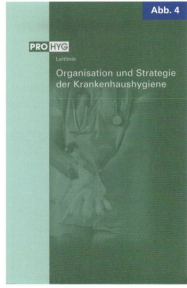

ProHyg Leitlinie 2002

Österreich in Zusammenhang mit nosokomialen Infektionen.

Antibiotikaresistenz erhöht das Risiko

Als dritte Komponente in der Entstehung von Krankenhausinfektionen kommt neben erhöhter Exposition und Disposition die Antibiotikaresistenz hinzu. Resistente Infektionen sind schwerer zu behandeln, sind dadurch gefährlicher und verursachen zusätzliche Kosten. Wir haben in einer Studie die Mehrkosten von Infektionen durch resistente Staphylokokken (MRSA) erhoben und sind auf einen Wert von 3.000 bis 8.000 Euro pro Fall einer MRSA-Infektion gegenüber einer Infektion mit einem normal empfindlichen Keim dieser Art gekommen – Kosten, die zur Gänze dem Krankenhaus zur Last fallen. Resistenzvermeidung zahlt sich also auch finanziell aus.

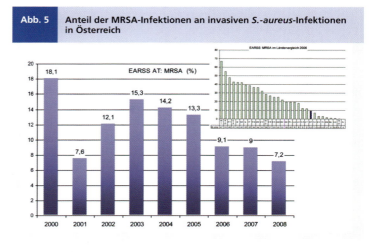

Abb. 5 Anteil der MRSA-Infektionen an invasiven *S.-aureus*-Infektionen in Österreich

Die Resistenzentwicklung ist auch in Österreich mittlerweile so weit fortgeschritten, dass einige wichtige Substanzklassen wie die Fluorochinolone nicht mehr als Mittel der ersten Wahl bei schweren Infektionen im Krankenhaus angesehen werden können. Verschärft wird die Situation dadurch, dass in den Forschungsabteilungen der pharmazeutischen Industrie kaum wirklich neue Substanzen in Entwicklung sind. Wir müssen also zumindest in der näheren Zukunft mit den vorhandenen Substanzklassen das Auslangen finden.

Infektionsübertragung und Antibiotikaresistenz – nicht unabwendbar

Resistenz und Menge und Art der verwendeten Antibiotika stehen in einem direkten Zusammenhang. Daraus resultiert, dass ein maßvoller und gezielter Einsatz von Antibiotika außerordentlich wichtig ist. Unnötige Therapien sind unbedingt zu vermeiden, damit notwendige Behandlungen auch in Zukunft wirksam bleiben.

Die zweite wichtige Ursache der Resistenzausbreitung ist die Übertragung resistenter Erreger von Mensch zu Mensch. Im Krankenhaus treffen beide Komponenten zusammen, ein notwendigerweise höherer Antibiotikaverbrauch und das Übertragungsrisiko durch pflegerische und therapeutische Maßnahmen. Hier schließt sich also der Kreis zwischen Resistenz und nosokomialen Infektionen.

Erfreulicherweise gibt es auch Erfolge im Kampf gegen Resistenzen zu berichten. In Österreich hat der Anteil der MRSA-Infektionen an den invasiven Infektionen durch *Staphylococcus aureus* kontinuierlich von 15 % im Jahre 2003 auf 7 % im Jahre 2008 abgenommen (**Abb. 5**), was auch mit einer entsprechenden Kosteneinsparung verbunden war.

Eindämmung der Resistenzentwicklung und Vermeidung von Krankenhausinfektionen stehen in einem engen Zusammenhang und sind wichtige Herausforderungen für die moderne Medizin. Krankenhaushygiene und rationale Anwendung von Antibiotika sind somit ein wesentlicher Bestandteil der Qualitätssicherung im Gesundheitswesen und dienen so in besonderem Maße der Patientensicherheit.

Die Zusammenarbeit zwischen Chirurgie und Hygiene, die in der Vergangenheit so entscheidende Fortschritte gebracht hat, gewährleistet auch heute und als zukunftsweisende Strategie eine sichere und ressourcenschonende Weiterentwicklung in den chirurgischen Disziplinen.

Perioperative Schmerztherapie

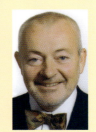

Prim. Univ.-Prof. Dr. Wilfried Ilias
Vorstand der Abteilung für Anästhesiologie, Intensivmedizin und Schmerztherapie, KH der Barmherzigen Brüder, Wien

Je nach Krankheitsursache bestehen bereits vor der Entscheidung zu einem chirurgischen Eingriff Schmerzen; der chirurgische Eingriff selbst als bewusst gesetztes Trauma geht mit einer Gewebsläsion und damit ebenfalls mit Schmerzen einher. Der Begriff perioperativ umfasst alle drei genannten Zeitabschnitte, in welchen eine eng kontrollierte und individuell angeglichene Schmerztherapie erforderlich ist.

Somatische und viszerale Schmerzursachen

Grundsätzlich kann man somatische und viszerale Schmerzursachen und -qualitäten unterscheiden.
Erstere werden durch Dehnung von Hohlorganen, Organkapseln und Blutgefäßen oder Gewebehypoxie und -azidose sowie lokale Anreicherung gewisser Ionen (Na^+, Ca^{++} u.a.m.) als Folge von Entzündungen oder Okklusionen und schließlich durch bestimmte Chemoirritantien wie Capsaicin verursacht. Sie imponieren als dumpfe, diffuse, teils schneidende, bisweilen kolikartige Schmerzen, die regional nur vage definierbar sind und lediglich einem Quadranten des Abdomen oder Thorax zugeordnet werden können, von da aus aber auch in Dermatome (Head-Zonen) und Myotome (McKenzie-Zonen) projiziert werden können, wie beispielsweise beim Eiselsbergschen Phänomen Erkrankungen der Gallenblase/Leber in der Region der rechten und Erkrankungen des Pankreas in der linken Schulter Schmerzen hervorrufen.
Viszerale Schmerzursachen imponieren mit heller, schneidend bis stechender Schmerzqualität, die je nach Intensität der begleitenden Inflammation auch eine pulsierende Komponente aufweist. Die Lokalisation somatische Schmerzen ist auf die Läsion selbst und die unmittelbar angrenzende Gewebsumgebung beschränkt.

Schmerztherapie – ein chirurgisches Anliegen, aber lange postoperative Defizite

Eine unzureichende Schmerztherapie kann für das betroffene Individuum teils gravierende Folgen haben, die je nach Art und Intensität des Traumas eine erhöhte Empfindlichkeit gegen neuerliche Schmerzreize [1] oder im schlimmsten Fall eine bleibende Schädigung in Form eines posttraumatischen Belastungssyndroms auslösen können [2, 3]. Während die intraoperative Schmerztherapie schon immer ein chirurgisches Anliegen war und großartige Erkenntnisse über die Mechanismen viszeraler Schmerzen [4], aber auch bemerkenswerte Fortschritte der Lokalanästhesie [5–7] und der viszeralen Anästhesie mittels Plexuscoeliacus-Block [8] und später auch der Epiduralanästhesie hervorbrachte [9], gab es in der prä- und postoperativen Schmerztherapie lange Zeit Versorgungsmängel.

Die Suche nach dysphorischen Substanzen

Zum Teil waren diese in Vorbehalten gegen den großzügigen Einsatz von Opioiden begründet. Diese hatten sich nicht zuletzt durch die negativen Folgen des Einsatzes von Morphium und Heroin im Zeitraum des Ersten und Zweiten Weltkrieges entwickelt und stellen bis heute eine imaginäre, von Mythen und Vorbehalten getragene Hürde gegen den Einsatz von Opioiden in der perioperativen Schmerztherapie dar.

Es wurde daher immer wieder nach Ersatzmitteln für Opioide oder neuen Opioiden mit dysphorischen Wirkeigenschaften zur Vermeidung von Suchtentwicklung gesucht. Auch Kombinationen von derartigen Substanzen auch mit Opioiden zur Reduktion der Opioiddosen waren gebräuchlich. So fand das Antihistaminikum Promethazin [10] ebenso Eingang in die postoperative Schmerztherapie wie das Antihypertonikum Hydergin, wobei Letzteres über die Behandlung von sonstigen Schmerzsyndromen [11] und dort gewonnenen Erfahrungen in die postoperative Schmerztherapie übernommen wurden. Genauso auch Kombinationen mit Meperidin (Alodan) und/oder Phenazetin (Phenergan). Allein, aber auch in Kombination mit Meperidin wurde auch das Lokalanästhetikum Procain (Novocain) zur prä- und postoperativen Schmerztherapie eingesetzt [12]. Mit der Entwicklung neuer Opioide wie Pentazozin (Fortral) schien hinsichtlich Opioidsucht der Sprung in eine risikolose postoperative Opioidanwendung geschafft [13], die dysphorische Komponente dieses Medikamentes war trotz anderer Vorteile – wie das Fehlen einer Tonuserhöhung auf die glatte Muskulatur von Hohlorganen [14] – letztlich dafür ausschlaggebend, dass es wieder aus dem breiten klinischen Gebrauch verschwand. Auch das Kombinationspräparat des synthetischen Opioids Fentanyl mit dem Neuroleptikum Dehydrobenzperidol (Thalamonal), das sowohl präoperativ als auch intra- und postoperativ eingesetzt wurde und die damals gängige Prämedikation mit Meperidin und Benzodiazepam [15, 16] ablösen sollte, zeigte Nachteile gegenüber anderen perioperativen Therapieregimen [17] und wurde nach und nach durch Benzodiazepine abgelöst [16], da sich diese insbesondere auch für Kinder besser eigneten.

Infusionspumpen, NSAR und Epiduralanästhesie

Eine bemerkenswerte Verbesserung der peri- und postoperativen Schmerztherapie stellte die Einführung patientengesteuerter Infusionspumpen dar. Mit diesen Infusionscomputern wurde es den Patienten ermöglicht, selbst per Knopfdruck die Injektion einer definierten Menge eines Analgetikums abzurufen. Diese Bolusfunktion kann auch mit einer kontinuierlichen Basisinfusion kombiniert werden [18]. Derartige PCA-Pumpen sind heute Standard in der postoperativen Schmerztherapie, wobei sie mit verschiedenen Medikamenten bzw. -kombinationen befüllt werden.
Der Einsatz von Nonopioiden wie Metamizol und Paracetamol sowie nicht-steroidalen Antiinflammatorika (NSAR) scheiterte zunächst weniger an deren Wirksamkeit, sondern an deren unerwünschten Nebenwirkungen wie anaphylaktische Reaktionen, die letztlich zum Rückzug eines gut wirksamen Kombinationspräparates aus Metamizol und Butylscopolamin (Dolpasse) mit analgetischer und spasmolytischer Eigenschaft führte. Eine Kombination aus Diclofenac und Orphenadrin (Neodolpasse) hat dieses Präparat nunmehr erfolgreich abgelöst.
Die Bedeutung von NSAR in der postoperativen Therapie war lange bekannt, allerdings wurde bemängelt, dass derartige Präparate nur für die orale Applikation zugelassen waren [19], dabei wurde wenig berücksichtigt, dass speziell in Österreich sowohl Diclofenac [20], pur oder in Kombination (Neodolpasse) [21, 22] als auch Lornoxicam (Xefo) [23], Tenoxicam (Tilcotil) [24] und Ketoprofen (Profenid) [25] zum Zeitpunkt dieser Publikation bereits zur intravenösen Anwendung verfügbar und auch zugelassen waren. Ergänzt wurde die Palette der NSAR schließlich noch durch das COX-2-selektive NSAR Parecoxib (Dynastad) [26]. Schließlich wurde die Palette der Nonopioide noch durch ein injizierbares Paracetamolpräparat (Perfalgan) [27] ergänzt. Mit der generellen Akzeptanz der Fast-Track-Surgery hat nun auch die Periduralanästhesie in der perioperativen Schmerztherapie jenen Stellenwert erlangt, der ihr aufgrund der guten Wirksamkeit und der sicheren Unterdrückung des Phänomens der sekundären Hyperalgesie zukommt [28].
Moderne Chirurgie ohne perioperative Schmerztherapie ist heute weder zumutbar noch vorstellbar. Wie vieles Andere hat sich in der Chirurgie auch die medikamentöse Begleittherapie rapide entwickelt. Nicht zuletzt auch durch die moderne Schmerztherapie hat generell die Angst vor operativen Eingriffen deutlich abgenommen.

Literatur:

[1] Taddio A. et al., Effect of neonatal circumcision on pain response during subsequent routine vaccination. Lancet 1997; 349(9052):599–603
[2] Ponsford J. et al., Factors influencing outcome after orthopedic trauma. J Trauma 2008; 64(4):1001–9
[3] Sebel, P.S. et al., The incidence of awareness during anesthesia: a multicenter United States study. Anesth Analg 2004; 99(3):833–9, table of contents
[4] Lennander K.G., Beobachtungen über die Sensibilität in der Bauchhöhle. Mitteil, aus d. Grenzgeb. d. Med. u. Chir. 1902; 10
[5] Bier A., Versuche über die Cocainisierung des Rückenmarks. Dtsch Z Chir 51 1899:8
[6] Bier A., Ueber einen neuen Weg, Localanästesie an den Gliedmassen zu erzeugen. Arch klin Chir 1908; 86:10
[7] Hirschel G., Lehrbuch der Lokalanästhesie 1913; Bergmann, Wiesbaden
[8] Finsterer H., Die Methoden der Lokalanästhesie in der Bauchchirurgie und ihre Erfolge. Berlin, Urban & Schwarzenberg 1923
[9] Dogliotti A.M., Peridurale segmentale Anästhesie. Zentralblatt für Chirurgie 1931; 58:5
[10] Pinck B.D., Postoperative management of the urologic patient with promethazine by intravenous drip. J Urol 1961; 86:662–4
[11] Emmert A., Experience with hydergin therapy of cervical pain syndromes. Medizinische 1958; 12(11):438–40
[12] Picha E., Weghaupt K., Postoperative pain control by intravenous novocaine. Wien Med Wochenschr 1953; 103(29-30):537–8
[13] Tammisto T., Takki S., A comparison of pentazocine and pethidine in patients with pain following cholecystectomy. Br J Anaesth 1971; 43(1):58–64
[14] Teggia M., Perucca E. Tonini M., Effects of pentazocine on gastro-intestinal smooth muscle. – II. Ileum and Oddi's sphincter. Boll Soc Ital Biol Sper 1976; 52(9):591–4
[15] Crawford T.I., Preanesthetic medication in elective surgery: comparison of intravenous diazepam with meperidine. Curr Ther Res Clin Exp 1973; 15(7):441–8
[16] Tolksdorf W., Benzodiazepines in premedication. Anasth Intensivther Notfallmed, 1988. 23(3):127–31
[17] Ilias W.K., Premedication administered to anesthesiologists as patients: their evaluations of its effect and its influence on premedication prescribing habits. Acta Anaesthesiol Scand 1986; 30(1):105–8
[18] Keeri-Szanto M. and S. Heaman, Postoperative demand analgesia. Surg Gynecol Obstet 1972; 134(4):647–51
[19] Carr D.B., Goudas L.C., Acute pain. Lancet 1999; 353(9169):2051–8
[20] Tigerstedt I., Janhunen L., Tammisto T., Efficacy of diclofenac in a single prophylactic dose in postoperative pain. Ann Clin Res 1987; 19(1):18–22
[21] Borsodi M., Nagy E., Darvas K., Diclofenac/orphenadrine as a combined analgetic in post-operative relief of pain. Orv Hetil 2008; 149(39):1847–52
[22] Malek J. et al., Diclofenac 75mg. and 30 mg. orfenadrine (Neodolpasse) versus placebo and piroxicam in postoperative analgesia after arthroscopy. Acta Chir Orthop Traumatol Cech 2004; 71(2):80–3
[23] Ilias W., Jansen M., Pain control after hysterectomy: an observer-blind, randomised trial of lornoxicam versus tramadol. Br J Clin Pract 1996: 50(4):197–202
[24] Belzarena S.D., Evaluation of intravenous tenoxicam for postoperative cesarean delivery pain relief. Preliminary report. Reg Anesth 1994: 19(6):408–11
[25] Niemi L. et al., Comparison of parenteral diclofenac and ketoprofen for postoperative pain relief after maxillofacial surgery. Acta Anaesthesiol Scand 1995; 39(1):96–9
[26] Cheer S.M., Goa K.L., Parecoxib (parecoxib sodium). Drugs 2001; 61(8):1133–41; discussion 1142–3
[27] Gorocs T.S. et al., Efficacy and tolerability of ready-to-use intravenous paracetamol solution as monotherapy or as an adjunct analgesic therapy for postoperative pain in patients undergoing elective ambulatory surgery: open, prospective study. Int J Clin Pract 2009; 63(1):112–20
[28] Schwenk W. et al., „Fast-track" colonic surgery-first experience with a clinical procedure for accelerating postoperative recovery. Chirurg 2004; 75(5):508–14

Die Chirurgie und die Kronen Zeitung

Journalisten kommen mit Chirurgie üblicherweise nur dann in Kontakt, wenn sie selbst unter das Messer geraten. Das betrifft mich auch, wenngleich nicht ausschließlich. Ich hatte als Arzt für Allgemeinmedizin durchaus auch aktiv mit Operationen zu tun.

Passiv darf ich auf eine lange Liste an – meistens fußballbedingten – chirurgischen Eingriffen verweisen. Die anamnestische Frage nach früheren Operationen beantworte ich stereotyp mit der Gegenfrage: Wie lange haben Sie Zeit?
Aktiv erinnere ich mich noch sehr gut an meine Spitalsjahre. Zum Beispiel an die selige Poliklinik, wo ich meinen ersten Blinddarm entfernen durfte. Zuerst war ich für einen dicken Buben ausgeschrieben. Doch dann hat die medizinische Verantwortung über die Lust auf Würstel gesiegt, und ich musste auf eine schlanke junge Dame warten.

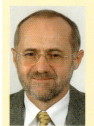

Dr. Wolfgang Exel
Leiter der
Gesundheitsredaktion,
Kronen Zeitung

Keine Operation ohne Frühstück

Alle haben überlebt, und ich hielt mich schon fast für einen Virtuosen mit dem Skalpell. Bis ich in die Rudolfstiftung übersiedelte und dort in der Masse der Fachanwärter verschwand. Wissen Sie, wie lähmend es ist, als „Galle 2" an zwei Hakerln zu hängen? Und das mitunter stundenlang?
Eines Tages war ich etwas spät dran und machte mich mit leerem Magen ans Werk. Choledochussteine verzögerten die CE, und mir wurde zunehmend mulmiger. Zuerst Magenkrämpfe, dann ein rekordverdächtiger Schweißausbruch. Sogar die Socken waren nass. Mit den Worten: „Ich glaube, ich werde ..." verabschiedete ich mich nach hinten. Man klaubte mich vom Boden auf, fütterte mich mit Zwieback und Orangensaft, und weiter ging's. Nach der Tat nahm mich der Oberarzt beiseite und sprach mahnende Worte: „Hör zu, Du Trottel. Wenn Du noch einmal ohne Frühstück kommst, erwürg ich Dich!" Wir kannten einander vom Fußballplatz her, und ich bin schon immer für klare Aussagen gewesen.

Lektion fürs Leben – im OP

Die richtige Feuertaufe erhielt ich an der Dermatologie. Ich habe dort praktisch die ganze Turnuszeit im OP verbracht und unzählige Naevi, mitunter auch Gröberes, entfernt. Allerdings musste ich zunächst lernen, Verantwortung zu übernehmen.

Es begab sich, dass ich eine junge Frau mit festerer Statur operieren sollte: Ein ziemlich großer Naevus am Oberarm im Deltoidbereich. Der Oberarzt sollte assistieren, lehnte aber ab: „Mach das allein, ich geh Kaffee trinken." Also setzte ich den ersten Schritt und bekam weiche Knie – klaffende Wunde, viel Blut. Ich deutete der Schwester, sie möge den Kollegen rasch herbeiholen. Ihre Zeichensprache informierte mich jedoch davon, dass er nach Hause gegangen sei. Ziemlich geschockt arbeitete ich also weiter und brachte sogar ein herzeigbares Ergebnis zustande. Am nächsten Tag fiel ich über den Arzt her, der mich so schmählich im Stich gelassen hatte. Er hörte sich mein Lamento geduldig an und antwortete dann. Die Worte werde ich nie vergessen und sie haben mich auch in meinem anderen Beruf als Journalist geprägt: „Wenn Du nicht lernst, Eigenverantwortung zu übernehmen,

wird aus Dir nie ein tauglicher Arzt. Niemand wird Dir später das Händchen halten, wenn Du in Schwierigkeiten gerätst. Du selbst musst die Lösung suchen und finden!"
Natürlich wäre er im Extremfall zur Stelle gewesen. Aber für meine medizinische Zukunft sei das Gefühl entscheidend, auch ganz alleine zurechtzukommen. Ich möchte mich an dieser Stelle nochmals für diese Lektion bedanken! Ich habe sie in allen Bereichen meines Lebens berücksichtigt.

Die Reise ins eigene Knie wird zur Reportage

Als Medizinjournalist hatte ich Gelegenheit, die Entwicklung der Chirurgie über viele Jahre hindurch mitzuverfolgen. Rein technisch, aber auch im Zusammenhang mit Systemproblemen wie Akutbetten und Belagsdauer.

In unserem Laienmedium „Krone-Gesund", das jeden Samstag der Kronen Zeitung beigelegt ist, berichten wir regelmäßig auch über Neuerungen im Bereich der Chirurgie. Für mich stellen die minimalinvasiven Eingriffe die spektakulärste Veränderung dar.

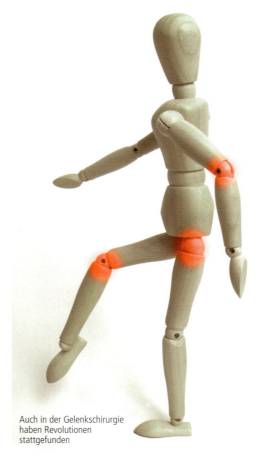

Auch in der Gelenkschirurgie haben Revolutionen stattgefunden

Einst wurde mir in grauer Vorzeit ein beidseitiger Leistenbruch mittels doppelter Bassini-Naht-Reihe repariert. Ich musste im Anschluss mehr als eine Woche im Krankenhaus verbringen und ließ mich selbst nach dieser Zeit erst gegen Revers vor dem Wochenende entlassen. Jahre später durfte ich über endoskopische Vorgangsweise auch in diesem Gebiet berichten. Mit Aussagen glücklicher Patienten, die nur zwei oder drei Tage im Spital blieben, postoperativ keinerlei Beschwerden verspürten (im Gegensatz zu mir) und sehr rasch wieder ihre volle Leistungsfähigkeit erlangten.
Heute ist das längst Standard, aber als ich vor Jahrzehnten das erste Mal am Knie operiert wurde, war ich noch ein relativer Neuling als Arthroskopie-Patient. Beim ersten Eingriff unter Vollnarkose, später quasi als Pionier einer Regionalanästhesie.
Die Kollegin hat mir diese Art der Schmerzausschaltung angeboten, und ich habe mich gerne als Versuchsobjekt zur Verfügung gestellt. Die erste Dosierung des Lokalanästhetikums war zu hoch – das operierte Bein reagierte sechs Stunden auf absolut nichts. Aber die Chance auf eine Verbesserung folgte, soweit ich mich erinnere, schon ein Jahr später. Da waren die Schmerzen dann moderate drei Stunden ausgeschaltet, und ich habe mir vermutlich den einen oder anderen Schmerzstiller erspart.
Intraoperativ wurden Fotos angefertigt, die ich dann für eine Reportage im Gesund-Magazin verwertet habe. Der Titel hieß, glaube ich, „Eine Reise ins Knie". Der Operateur stellte damals den Monitor so auf, dass wir beide gut sehen konnten, was passiert. Mit einem Zufallsbefund: „Herr Kollege, Sie

haben ja auch ein gerissenes Kreuzband!" Da hatte ich doch glatt mehr als 20 Jahre Fußball gespielt, ohne die Verletzung so richtig wahrzunehmen ...

Auch im Bereich der Palliativ-Chirurgie hat sich viel getan. Als meine Assistentin an einem Pankreas-Ca erkrankte, ergab die Histologie, dass es sich tatsächlich um ein metastasierendes Melanom gehandelt hat. Der Bauchraum war bereits voller Metastasen, eine Operation erschien sinnlos. Wir haben uns dann zusammengesetzt und aufgrund des unbändigen Willens der Patientin, noch das Studienende ihres Sohnes zu erleben, beschlossen, einen Palliativeingriff zu befürworten. In der Folge wurde die Frau mehrmals operiert. Sie lebte von einer Prognose von etwa drei Monaten weg noch knapp drei Jahre. Sie hat ihr Ziel erreicht und ist schließlich zu den Klängen ihres geliebten Jose Carreras sanft eingeschlafen.

Blick in die Zukunft

In meiner Rolle als Medizinjournalist könnte ich noch lange weiterschreiben. Aber das möchte ich allen Lesern gerne ersparen. Vielleicht noch ein paar Sätze zu einem Trend, den ich als Berichterstatter mitverfolge: kosmetische Eingriffe.
Da ufern die Begehrlichkeiten auf beiden Seiten förmlich aus. Einerseits wollen sich immer mehr Männer verschönern lassen, andererseits bieten immer mehr Kolleginnen und Kollegen ihre einschlägigen Dienste an. Ich weiß nicht, wohin diese Runderneuerungstendenz noch führen wird. Aber fest steht, dass hier großer Bedarf nach seriöser Beratung besteht.
Als Vorsorgemediziner möchte ich nämlich nicht erleben, dass künftig jede Sünde wider den gesunden Lebensstil chirurgisch beseitigt wird. Wer zu dick ist, sollte zunächst vernünftig versuchen, abzunehmen. Falten werden durchs Rauchen verstärkt – diese Botschaft sollte an alle Lifting-Kandidatinnen weitergegeben werden usw.

Aber grundsätzlich sehe ich schon ein, dass sich die Chirurgie künftig ein bisschen anders positionieren muss. Schließlich steht sie vor dem Problem, dass einige Eingriffe künftig durch andere Therapien ersetzt werden können (Stichworte Hysterektomie, AE, TE). Aber arbeitslos werden die Chirurgen nie werden, da bin ich sicher.

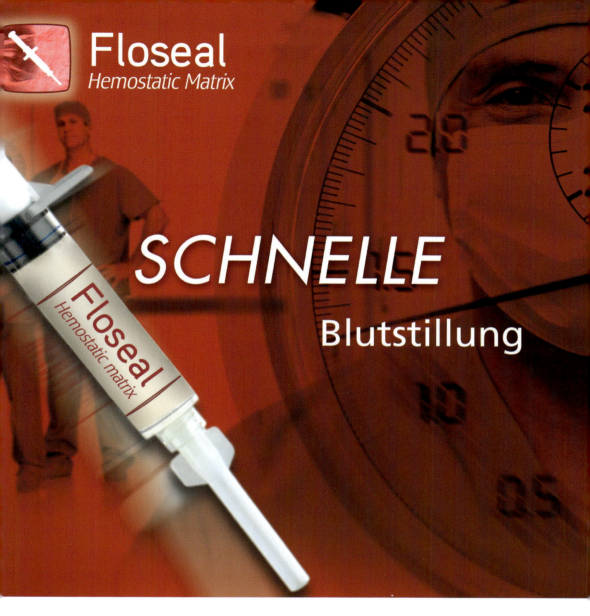